守护父母健康系列

父母懂营养
儿女更安心

老年人合理膳食

主编｜刘英华　　　副主编｜刘鹿

人民卫生出版社
·北京·

图书在版编目（CIP）数据

父母懂营养，儿女更安心：老年人合理膳食 / 刘英
华主编. —北京：人民卫生出版社，2023.8
ISBN 978-7-117-34243-8

Ⅰ.①父… Ⅱ.①刘… Ⅲ.①膳食营养 – 中老年读物
Ⅳ.①R153.3-49

中国版本图书馆 CIP 数据核字（2022）第 250789 号

父母懂营养，儿女更安心——老年人合理膳食
Fumu Dong Yingyang，Ernü Geng Anxin——Laonianren Heli Shanshi

主　　编	刘英华
出版发行	人民卫生出版社（中继线 010-59780011）
地　　址	北京市朝阳区潘家园南里 19 号
邮　　编	100021
E - mail	pmph @ pmph.com
购书热线	010-59787592　010-59787584　010-65264830
印　　刷	北京顶佳世纪印刷有限公司
经　　销	新华书店
开　　本	889×1194　1/32　印张：5.5
字　　数	60 千字
版　　次	2023 年 8 月第 1 版
印　　次	2023 年 8 月第 1 次印刷
标准书号	ISBN 978-7-117-34243-8
定　　价	48.00 元

打击盗版举报电话	010-59787491	E- mail	WQ @ pmph.com
质量问题联系电话	010-59787234	E- mail	zhiliang @ pmph.com
数字融合服务电话	4001118166	E- mail	zengzhi @ pmph.com

编写委员会

主　编　刘英华

副主编　刘　鹿

编　委　（以姓氏笔画为序）

王玲玲　唐山市人民医院

吕秀明　河北燕达医院

吕春健　中国人民解放军总医院第四医学中心

朱　平　赣州市妇幼保健院

刘　钊　中国人民解放军总医院第一医学中心

刘昌娥　中国人民解放军总医院第七医学中心

李　婧　中国人民解放军总医院第一医学中心

李丽雅　中国人民解放军总医院第一医学中心

李惠子　中国人民解放军火箭军特色医学中心

张克明　天津中医药大学第一附属医院

陈　巧　中国人民解放军总医院第三医学中心

审核专家组

审核专家（以姓氏笔画为序）

于　康	北京协和医院
李天志	中国人民解放军总医院第二医学中心
张　坚	中国疾病预防控制中心
林雅军	国家卫生健康委北京老年医学研究所
胡　雯	四川大学华西医院
黄国伟	天津医科大学公共卫生学院
程　志	中国老年医学学会

营养是身体的基石，合理膳食是健康
最根本最重要的举措之一。

任发政

任发政

中国工程院院士　乳品科学与工程专家

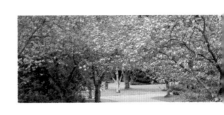

　　人口老龄化是社会发展的必然趋势，追求健康和长寿，是我们中华民族文化中不可缺失的基因，也是每个家庭的老人和儿女的共同愿望。我国已进入老龄化社会，老年人群健康水平的提升是落实积极应对人口老龄化战略与健康中国国家战略的重要举措之一。习近平总书记多次强调"把积极老龄观、健康老龄化理念融入经济社会发展全过程"，并在党的二十大报告中着重提到了"推进健康中国建设""实施积极应对人口老龄化国家战略"。所以，我们要树立积极的健康的老龄观，不要被动地等到人老了，一身病了，失能失智了，才去管，才去治，为时已晚。虽然衰老是一个自然发展的过程，但我们要关口前移，主动把生命全周期管起来，主动维持老年人健康，保持自立自强自理的能力，让儿女们工作安心，让老人体现自身的价值，在为家庭社会作贡献的同时也在快乐自己！

基于此，"守护父母健康系列"图书应运而生，首批出版发行的图书有《父母懂营养，儿女更安心——老年人合理膳食》《父母不跌倒，儿女更安心——老年人防跌倒》《父母少生病，儿女更安心——老年人疫苗接种》《父母牙齿好，儿女更安心——老年人口腔保健》。丛书围绕老年人群的身体与心理特点，将日常易忽视且高发的影响健康的危险因素提炼出来，由医学相关学科的专家们以通俗易懂的科普形式教大家如何去防范，如何维持老年人的功能和健康。未来还会有针对老年人群慢病防治、健康管理等方面的系列图书出版。

本系列图书的出版与时俱进，在我国步

入老龄化的今天，可唤起社会及家庭关注老年人的健康风险并提高防范意识，把促进积极老龄观、健康老龄化的理念融入广大人民群众的思想意识中，融入敬老孝老助力建设幸福家庭生活中，造福于老年人，为推进健康中国建设助力！

中国老年医学学会会长

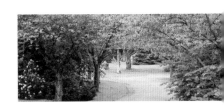

　　据统计，截至 2021 年年底，我国 65 岁及以上老年人口达 2 亿以上，约占总人口数的 14.2%，人口老龄化形势趋于加重。党的二十大报告中提到"实施积极应对人口老龄化国家战略，发展养老事业和养老产业"。身体无论处于哪一个阶段，都是展现生命活力的基石，而老年人群的身体健康更是不容忽视。

　　先进的多媒体时代，给老年朋友的养老生活带来了五彩缤纷的乐趣。不出家门，我们就可以学到美味佳肴的做法，也可以听到专家的养生之道，还可以动动手指就收到送货上门的"保健滋补良品"……营养是那么的重要，因此，清楚饮食养生的基本原理，知晓哪种美味佳肴适合老年人、适合自己，以及甄别哪些保健品是"智商税",变得尤为重要。

本书以简单明了的语言,从老年人的身体变化说起,借助通俗易懂的营养学知识,用生动的文字向老年朋友介绍了科学饮食的要点、不同慢性病老年人饮食的注意事项,以及常见网红保健品的"前世今生"。

感谢中国老年医学学会会长、中央保健先进个人范利教授对本书的撰写给予的关注,并为本书作序推荐。

古老相传,父母给了儿女血肉与骨骼,使其成长与站立,而此刻,父母自身良好的营养状态,则是对儿女最美的爱,它细润无声,又令人受益终身。希望读到此书的老年朋友树立正确的营养观念,让本书陪伴您明智营养,健康长寿。

刘英华

2023 年初春

目录

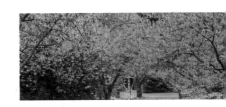

人到老年
营养上线

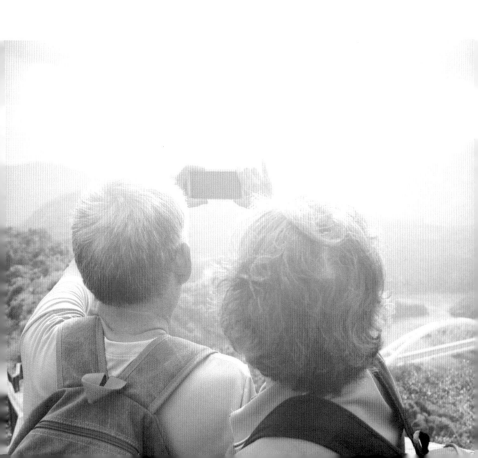

在人的生命周期中，随着年龄的增长，各个组织器官会不断发生一系列连续的、进行性的退化性改变。一般来说，人类从35岁完成发育阶段后，即开始出现老化现象，50岁以后老化的进程加速。但同一种属的个体间差异很大，同一个体不同器官开始老化的时间也不相同。衰老主要是由遗传决定的生理过程，但在一定程度上也受环境的影响，如适当的运动、合理的营养、良好的生活习惯、平衡的心态等都可延缓衰老进程。了解老年人的能量改变特点，进行科学的干预，提供合理的营养，对保持健康的体魄和提高生活质量十分重要。

膳食营养是保证老年人健康的基石，与老年人生活质量、家庭、社会经济、医疗负担都有着密切的关系，对促进社会稳定及和谐发展也有重要的影响。《中华人民共和国老年人权益保障法》规定老年人的年龄起点标准是 60 周岁。由于年龄增加，老年人器官结构和功能出现不同程度的衰退，如消化吸收能力下降、心脑功能衰退、味觉和视觉以及听觉等感官反应迟钝、肌肉萎缩、瘦体组织量减少等。这些变化可明显影响老年人摄取、消化吸收食物的能力，使老年人容易出现营养不良等问题，也极大地增加了慢性疾病发生的风险。因此，老年人在膳食及运动方面更需要特别关注。

第一课　老年人身体成分及变化

一、一个营养良好的人一生可分为三个年龄时段

1. 第一时段

生长发育的儿童和青春期。

2. 第二时段

20 岁到 35 岁前的巩固时期，此时肌肉和骨密度持续增加，同时体力活动能力亦达到最高峰。

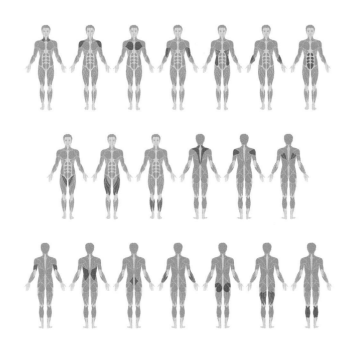

3. 第三时段

从 35 岁起，人体肌肉组织趋于减少而脂肪组织（特别是腹部脂肪）趋于增加，其程度取决于饮食习惯和体育运动量的多少。伴随这些变化的是肌力和适应性的下降。当患病时，体重可在短时间内出现病理性下降，结果导致机体功能的迅速下降，产生功能障碍、恶病质甚至死亡。

二、进入老年以后人体组成成分的三方面改变

1. 细胞量下降

突出表现为肌肉组织的重量减少，从而出现肌肉萎缩。肌少症（又称"肌肉减少症"）指由衰老引起的骨骼肌质量下降及肌力减退，肌少症可显著影响老年人的生活质量，致使其活动能力减弱、摔倒的危险增加、代谢率发生改变。

肌少症在40多岁时便可发现征兆，在大约75岁之后才会加速进展。肌少症性肥胖是指老年人体内的肌肉质量减少、脂肪组

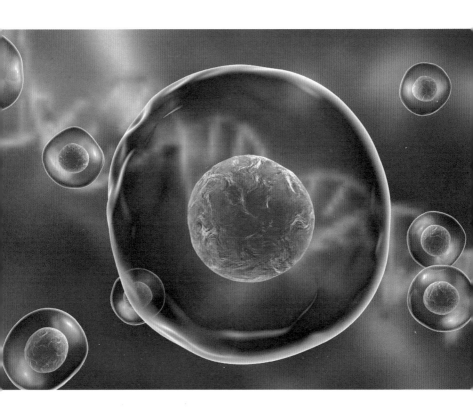

织过多。活动能力在肌肉减少与体重超重的双重作用下成倍减退，并进一步加速肌少症的发展。肥胖的老年人长期久坐的生活方式会严重降低生活质量。

2. 总体水分减少

在人体成分中水的含量最高。成年人体

内水分占体重的 60%～70%，年龄越小体内所含水分的百分比越高。随着年龄的增加，疾病的发生也逐渐增加，相应药物的应用也增多。这两者都可能改变老年人的身体组成成分和水、电解质平衡。

3. 骨组织矿物质减少

骨密度和机体的运动能力息息相关。人体在 30～35 岁骨密度达到峰值，随后逐渐下降，至 70 岁时可降低 20%～30%。妇女在绝经期后由于雌激素分泌不足，骨质减少

骨质疏松

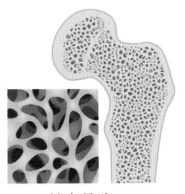

健康骨骼

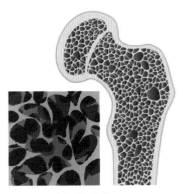

骨质疏松

更为严重，10 年内骨密度可减少 10% ～ 15%。因此，老年人尤其是老年女性易发生不同程度的骨质疏松症及骨折。这一状况会因营养不良、低体重、维生素 D 和钙摄入不足、缺乏体育锻炼和雌激素水平下降而恶化。

第二课 老年人的代谢功能变化

代谢是维持机体生命活动的一系列有序的化学反应的总称。可以理解为通过各种代谢活动，我们才能够保持正常的体重、合格的检验指标和健康的生活。

进入老年以后，代谢功能有如下三个方面的改变。

1. 去脂体重和脂肪量均下降

60 岁以后，机体代谢进入下降期。去

脂体重（除脂肪外，身体其他成分的重量，主要是肌肉、骨骼和内脏器官）与脂肪量均下降，总能量消耗和基础能量消耗下降，自此代谢率开始以每年 0.7% 的速度下降。我们俗称的"老年发福"，与基础代谢降低和"动得少"密不可分。

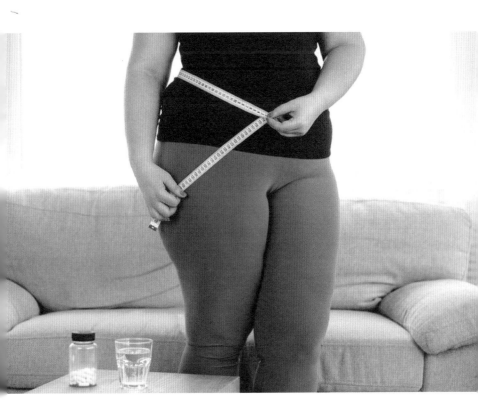

2. 能量代谢的进行性降低

能量代谢的进行性降低是衰老的基本特征之一。随着年龄增长，胰腺功能降低，从而导致葡萄糖耐量异常和胰岛素抵抗的发生。胰岛素抵抗通常伴随着血脂的改变，并以甘油三酯（triglyceride，TG）的升高最具特征性，二者容易增加糖尿病及高脂血症、冠心病的发生风险。

3. 激素水平的改变

衰老也可导致相关激素水平的改变，例如睾酮水平降低，而内源性睾酮水平下降可导致胰岛素抵抗，从而出现脂代谢紊乱。一些炎症状态也可引起胰岛素抵抗，从而导致血脂紊乱。

第三课　老年人的器官功能改变

进入老年以后身体多种器官的功能均有不同程度的降低。

一、消化系统的变化

1. 咀嚼功能

牙齿因长期咀嚼逐渐磨损，神经末梢外露，对各种刺激过敏，引起牙齿酸痛；牙龈退化萎缩，牙齿逐渐脱落。多种因素导致咀嚼功能减退，以致影响对食物的咀嚼和消化。

2. 消化功能

食管蠕动能力下降，食管排空时间延长；胃黏膜萎缩，胃收缩功能降低，使胃蠕动减弱、排空延迟，易出现消化不良，常伴有不同程度的便秘。

3. 吸收功能

小肠蠕动减弱，使小肠对营养成分的吸收功能减退，同时小肠腺萎缩，小肠液分泌减少，小肠消化功能明显降低；大肠黏膜萎缩，对水分的吸收下降，同时黏液分泌减少，肠蠕动缓慢或不蠕动，不能引起扩张感觉等亦可造成便秘。

4. 肝脏功能

肝脏是物质代谢的重要器官。人体的肝脏重量在 15～25 岁时达到高峰，此后随年龄增加而降低，50 岁以后降低更为明显，肝功能减退，合成蛋白功能下降，易出现水肿；肝脏解毒功能降低，药物代谢速度减慢，易引起药物性肝损害。

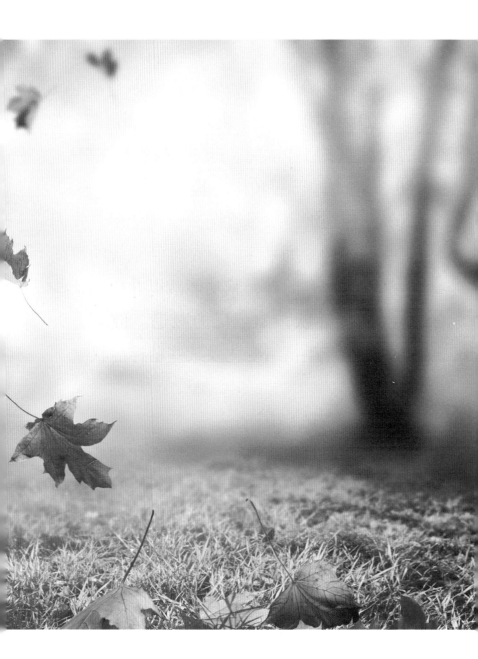

二、神经系统的变化

随着年龄的增加，老年人脑形态发生改变，如脑体积缩小、重量逐渐减轻。25岁的人脑重约1 400克，60岁时约减轻6%，80岁时约减轻10%，脑中水分可减少20%；神经细胞数量逐渐减少及变形，我们常听的"老年痴呆症"就是神经系统的特征性病变之一；此外，脑功能减退并出现某些神经系统症状，如记忆力减退、健忘、失眠，甚至产生情绪变化及某些精神症状。

三、心脑血管系统的变化

在心血管系统方面，心肌老化使心肌本身血流量减少、耗氧量下降，对心功能产生进一步影响，甚至出现心绞痛、心肌梗死等心肌供血不足的临床症状；心脏传导系统退化也更容易引发老年人心脏传导阻滞、房颤等心律失常。50岁以后血管壁弹性更趋下

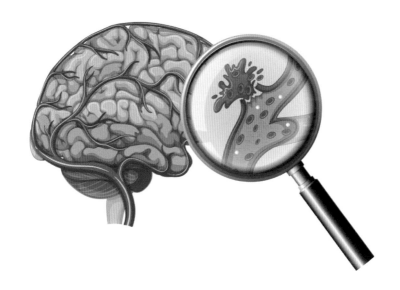

降、脆性增加，对血压的调节作用下降，故老年人易患高血压，同时发生脑血管意外的风险也明显增加，脑出血、脑血栓形成（脑卒中，俗称"中风"）等疾病的发病率明显高于年轻人。

四、呼吸系统的变化

对于呼吸系统来说，老年人鼻及支气管黏膜萎缩，纤毛运送能力减弱，使排除异物功能减退，分泌物增多且黏稠度大，因而老年人更易出现呼吸道感染；老年人由于肺及呼吸肌萎缩，易发生肺气肿。

五、内分泌系统的变化

　　老年人血清抗甲状腺相关抗体增高，在一定程度上影响了甲状腺功能；由于甲状旁腺素（parathyroid hormone，PTH）活性减弱，钙离子的吸收减少、转运减慢，血清总

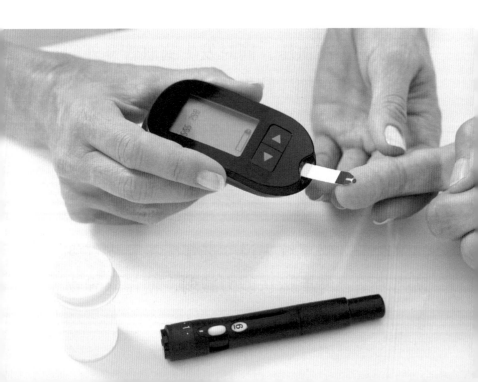

钙和钙离子含量均比年轻人低，老年女性由于缺乏能抑制 PTH 的雌激素，可引起骨代谢障碍，导致骨质疏松发生风险增加；随着年龄增长，人体的胰岛功能减退，对糖负荷能力降低，故 2 型糖尿病多发生在 45 岁以上人群。

六、泌尿系统的变化

肾脏是人体出现衰老现象比较明显的主要脏器之一，老年人肾功能因肾小球和肾小管功能的减退，于 65 岁以后急剧降低，约为年轻人的 80%；除此之外，肾内分泌功能下降，前列腺素分泌减少，导致血管萎缩和血流量减少，老年人促红细胞生成素减少，可发生贫血；同时膀胱容量减少以及残余尿量增多，75 岁以上老年人残余尿量可达 100毫升以上，随着年龄增加，排尿反射减弱，缺乏随意控制能力，常出现尿频或尿意延迟，甚至尿失禁。

七、其他变化

1. 皮肤

老年人皮肤弹性减退，皮下脂肪量减少，皮肤和毛发无光泽，汗腺数量减少、功能下降，汗液分泌量减少，皮肤干燥、易瘙痒。

2. 骨骼

随着年龄的增加，老年人存在骨质疏松、骨骼变脆、椎间盘退行性变、脊柱弯曲，导致老年人驼背、身高下降。关节软骨纤维化，活动不灵活，容易发生骨折；肌肉的质量和功能降低，使老年人易疲劳，因此人们常把活动能力的降低，视为衰老的重要指标。

3. 感觉

视觉方面，多出现老花眼，近距离视物

模糊；听神经功能逐渐减退，听力下降；味蕾明显减少，对酸、甜、苦、辣的敏感性减退，尤其对咸味更迟钝，进而影响食欲；除此之外，老年人对触觉、压觉、振动觉、位置觉等感觉的敏感性下降，分辨感觉衰退，因而易被撞伤、刺伤而无感觉。

第四课　老年妇女特殊生理变化

绝经对女性后半生生命质量的影响是逐步被人们所认识的。在古代文献中仅提到绝经后生育功能停止，一直到 19 世纪末 20 世纪初医学文献才提及绝经期症状和绝经后由于雌激素缺少引起的疾病，理由很简单，在 20 世纪前的年代，妇女很少能活到绝经年龄。绝经后期的老年妇女随着各项激素的变化，无论是生殖器官还是全身其他器官，均会发生一系列变化。

1. 心血管病（cardiovascular disease，CVD）

　　女性卵巢产生的雌激素对女性心血管系统有保护作用，在同样的年龄段，CVD 的发病率在 45 岁前是"3 男 1 女"，即男性患病风险是女性的 3 倍，可到了 65～70 岁这个年龄段，由于女性绝经，这个比例变成了

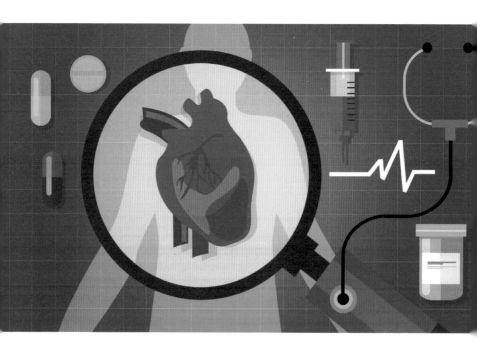

"1 男 1 女"。

2. 骨质疏松

如前所述，骨质疏松是一种与年龄相关的疾病，虽然多种因素均可导致骨质疏松症的发生，但最重要的因素是绝经后雌激素水平下降。雌激素是女性一生维持骨矿物质含量的关键因素。绝经后骨矿物质含量以每年3%～5%的速率丢失，绝经后的前5年骨矿物质丢失最快，并将持续10～15年。临床表现主要为骨痛、骨体变形，严重者发生骨折、瘫痪，65岁以上的老年女性大约50%的人会发生脊椎压缩性骨折，70岁以上髋部骨折发生率增加。据统计，在西方国家妇女骨折死亡率超过乳腺癌、子宫颈癌和子宫内膜癌的总和。

3. 阿尔茨海默病 (Alzheimer's disease，AD)

我们俗称的老年痴呆。AD 与雌激素下

降及老龄化有关。近几年的临床研究已经证明，雌激素具有促进脑的基本记忆功能，保护脑的海马体功能，促进神经营养因子生成，保护神经元和增进神经元突触联系，调节脑的免疫系统的作用，雌激素的这些作用有可能是阻止老年痴呆发生的机制。

4. 其他

绝经后期女性亦出现体形改变，常为腹部及臀部增大，同时皮肤变薄，弹性下降，易出现皱褶，皮脂腺分泌减少，毛发脱落变细等变化。

人的一生都与营养密不可分，人到老年，营养更是健康生活中的左膀右臂，为老年健康生活增砖添瓦。

老年人都要懂点儿营养学

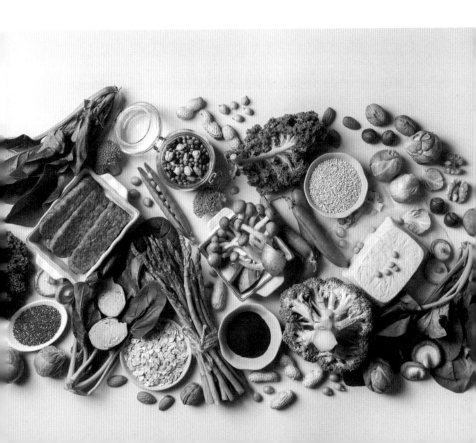

随着时代的发展，物质日益充足，购物无比方便，超市里各种包装的食品层出不穷。在挑选的过程中，相信很多老年朋友会有这样一个疑问：很多正规厂家的食品，包装后面或者侧面都有这样的一个食品标签，叫作"营养成分表"。采用三列表形式标示营养成分含量表，说明每份（100g 或 100ml）食品提供的能量（kJ）、蛋白质（g）、脂肪（g）、碳水化合物（g）、膳食纤维（g）、钠（mg）等营养成分的含量值及占营养素参考值的百分比（%）。这个食品标签有什么意义呢？我们如何挑选呢？下面我们一起来了解一下营养学的基本知识，了解能量和核心营养成分含量水平，这样就能避免高盐、高油、高糖食品，挑选出对身体健康有益的食品。

第一课 **能量和体重**

一、能量到底是什么

　　人体不断从外界环境中摄取食物，从中获得人体必需的营养物质。机体在物质代谢过程中所伴随的能量释放、转移和利用则构成了整个能量代谢过程，是生命活动的基本特征之一。老年人能量代谢性的特点则以退行性、异化性和分解性为主。

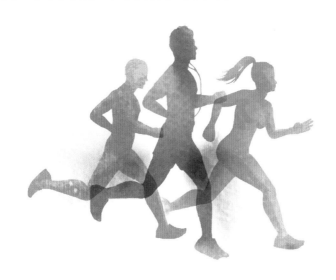

1. 能量单位千焦和千卡是什么关系

国际上通用的能量单位是焦耳（J），营养学上常以千焦（kJ）作为单位，我国习惯用卡（cal）或千卡（kcal）作为能量单位。二者的换算关系为：1kcal=4.184kJ，1kJ=0.239kcal。

2. 能量从哪里来

人类通过摄取动、植物性食物获得所需的能量。食物中所含的营养素可分为六大类：碳水化合物、脂类、蛋白质、矿物质、维生素和水。其中，碳水化合物、脂类和蛋白质经体内代谢可释放能量。三者统称为"产能营养素"或能源物质。

3. 老年人需要多少能量

老年人由于基础代谢率下降、体力活动减少和体内脂肪组织增加，对能量的需要量减少，与中年人相比下降 10%～20%。根据《中国居民膳食营养素参考摄入量》（DRIs，

2013）推荐：对于轻体力劳动老年人群，60～64岁的男性每日需要热量为2 100kcal，女性为1 750kcal；65～79岁的男性每日需要热量为2 050kcal，女性为1 700kcal；80岁及以上男性每日需要热量为1 900kcal，

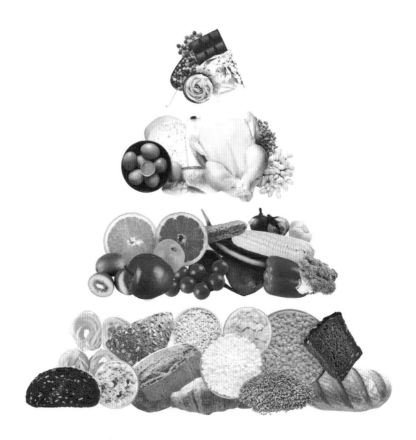

女性为 1 500kcal。由于老年人群个体间差异很大，生理年龄与实际年龄不同，导致个体间能量消耗量的差异也比较大，还应根据活动量的大小、是否患有其他疾病，酌情调节能量的摄入量。调理好能量平衡，增加某些特殊营养素、合理限制总热量是维持健康生活的重要条件，有利于健康长寿。

二、摄入能量多少看体重

对于健康的老年人，需要多少能量主要根据体重来判断。体重即人体的重量，是临床上最重要的营养评价指标，能较好地反映一定时期内的营养状况及疾病的严重程度和预后。影响体重的因素较多，如季节、疾病、进食，1 天之内体重也会随进食、大小便和出汗等有变化。

您知道怎么量体重最好吗？被测者于清晨空腹，排空大小便，穿单衣裤立于体重秤中心，读数，以千克（kg）为单位。

量体重的意义在于评估自己的体重是否正常，成年人应科学地判断自己的身材，常用的评估方法有以下两种。

1. 标准体重

也称为理想体重。我国常用 Broca 改良公式计算。

标准体重（kg）= 身高（cm）- 105

评估标准：实测体重占标准体重百分数 ±10%，为营养正常；超过标准体重 10% ~ 20%，为过重；>20%，为肥胖；低于标准体重 10% ~ 20%，为瘦弱；<20% 为严重瘦弱。

2. 体重指数（BMI）

BMI 是评估肥胖和消瘦的良好指标。计算公式如下。

体重指数（BMI）= 体重 ÷ 身高 ^{2}（kg/m^2）

评估标准：中国成人标准，BMI 在 18.5 ~

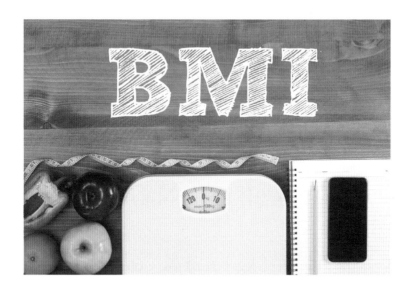

23.9kg/m^2 为正常体重，<18.5kg/m^2 为营养不良，24～28kg/m^2 为超重，>28kg/m^2 为肥胖。

　　利用体重评估营养状况时，不仅要根据这些指标的计算结果进行判断，还要将此次计算值与以前的相比较，如此才能获得真实的营养状况及变化趋势。建议老年群体及家属准备一个记录本。

三、如何判断自己是不是肥胖

随着年龄的增长，人体成分会发生较大的变化，如蛋白质分解大于合成，无机盐水分等含量慢慢下降，但脂肪却越来越多地沉积在骨骼肌和内脏，骨骼肌质量和力量逐渐下降，容易发生肌少症性肥胖。

肥胖是心脑血管病、癌症等慢性病的危险因素，因此体重不能过高，但老年人体重也不宜过低，如果老年人过瘦会增加营养不良、骨折、患某些疾病甚至死亡的风险。

那么我们怎么判断自己是胖还是瘦呢？

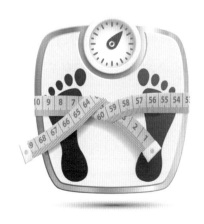

肥胖判定标准和方法常用体重指数（BMI）。但是根据《中国居民膳食指南（2022）》建议，65岁老年人适宜的BMI范围为20～26.9kg/m²，在这个范围的老年人抗病能力较强，死亡风险最低。

注意，BMI高于上限的老人要合理控制体重，避免超重及肥胖给身体健康带来风险。

第二课 供能的三种营养素

食品标签中显示的碳水化合物、脂肪和蛋白质是三大"产能营养素"，或称为能源物质。下面我们具体了解一下三大产能营养素。

一、碳水化合物就是粮食吗

碳水化合物是机体的重要能量来源，不只是粮食。一般说来，机体所需能量的 50% 以上是由食物中的碳水化合物提供的。

1. 碳水化合物的分类

具体可分为糖、寡糖和多糖三类。大家

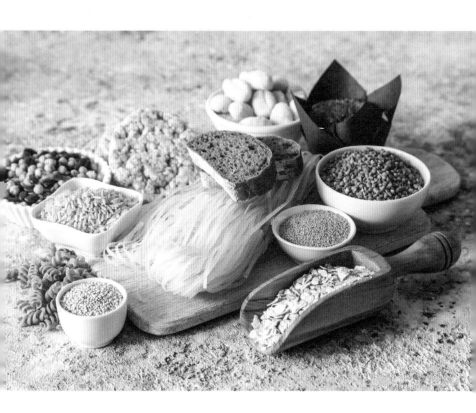

可以参照下表，看该食物的组成都有什么。

碳水化合物分类表

分类 （糖分子 DP）	亚组	组成
糖（1～2个 糖分子）	单糖 双糖 糖醇	葡萄糖、半乳糖、果糖 蔗糖、乳糖、麦芽糖、海藻糖 山梨醇、甘露糖醇
寡糖（3～9个 糖分子）	异麦芽低 聚寡糖 其他寡糖	麦芽糊糖 棉子糖、水苏糖、低聚果糖
多糖（≥10个 糖分子）	淀粉 非淀粉 多糖	直链淀粉、支链淀粉、变性淀粉 纤维素、半纤维素、果胶、亲水胶质物

注：引自联合国粮食及农业组织（FAO）/世界卫生组织（WHO）1998。

2. 碳水化合物适宜摄入量（adequate intakes，AI）

于 2013 年制订的《中国居民膳食营养素参考摄入量》的碳水化合物适宜摄入量（AI）占总能量的 50%～65%。膳食中淀粉的来源主要是粮谷类和薯类食物。老年人由于基础代谢率降低，活动量减少，日消耗量也减少，根据《中国居民膳食指南（2022）》推荐：60 岁以上老年人碳水化合物不超过 300～350 克。但是老年人的碳水化合物供给量应根据个体特点而适当调整。

老年人的碳水化合物来源应以淀粉为主，同时提供一定量的纤维素和果胶，以刺激肠道蠕动，减轻老人的便秘症状。

二、有必要谈脂肪色变吗

脂肪又称甘油三酯，脂肪酸是脂肪的主要成分，分为饱和脂肪酸与不饱和脂肪酸。

不饱和脂肪酸家族有油酸、亚油酸、亚麻酸等及其衍生物，如花生四烯酸（arachidonic Acid，AA）、二十碳五烯酸（eicosapentaenoic acid，EPA）和二十二碳六烯酸（docosahexaenoic acid，DHA），后三种是人体不能自身合成的，需要从食物中摄取。通常所说的脂肪包括脂和油，常温情况下呈固体状态的称为"脂"，呈液体状态的叫作"油"，也就是说，日常的食用油就是脂肪。

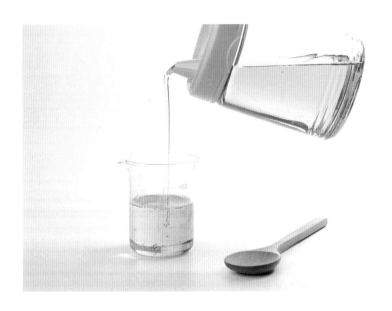

植物性食用油中油茶籽油和橄榄油中油酸含量高，葵花籽油、豆油、玉米油中的亚油酸含量高。一般食用油中亚麻酸的含量很少。动物性脂肪中寒冷地区鱼类组织中含有大量的 DHA 和 EPA。亚麻酸对增强视力有良好的作用，DHA、EPA 对心脑血管病有良好的防治效果。

与天然食物中的脂肪结构不同，反式脂肪酸是人为加热食物中的脂肪得到的，人造黄油、油炸食品、甜食、酥皮、奶油和咖啡奶精中含量较多，反式脂肪酸摄入过多可增加冠心病的危险性。

《中国居民膳食营养素参考摄入量》（DRIs，2013）推荐每日膳食中由脂类供给的能量占总能量的比例，老年人以 20%～30% 为宜，胆固醇的每日摄入量应在 300 毫克以下。每天所摄入的脂肪中，应包含食用油脂、蛋类、动物性食物和坚果类。动物性食物以畜肉类（又称"红肉"）含量脂肪最丰富，且多为饱和脂肪酸，禽肉类（又称"白肉"）一般含脂肪量较低，鱼类脂肪含量基本在 5%～10% 且其脂肪含不饱和脂肪酸多，所以老年人宜多吃鱼肉少吃红肉。坚果类（如花生、核桃、瓜子、榛子等）脂肪组成多以亚油酸为主，所以是多不饱和脂肪酸的重要来源。了解了脂肪，知道了怎么选

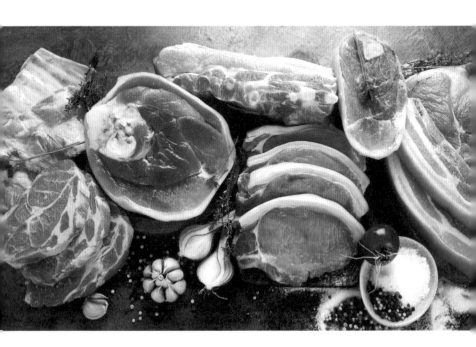

择多种类食用油，避免选择含反式脂肪酸食物，也知道了该吃哪些含脂肪的食物，您还会谈脂肪色变吗?

三、蛋白质，您吃够了吗

蛋白质是生命的物质基础，也是三大供能营养素之一。食物中蛋白质的营养价值取决于所含氨基酸的种类和数量，如乳类中的

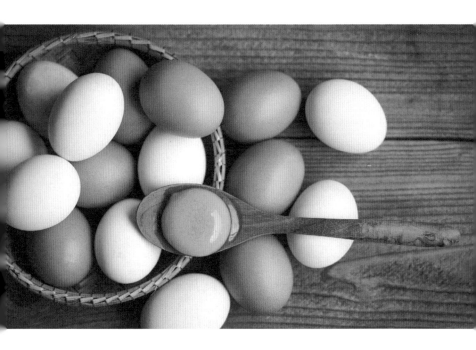

酪蛋白、乳白蛋白，蛋类中的卵白蛋白，肉类中的白蛋白，大豆中的大豆蛋白等，这些蛋白的营养价值优于小麦中的麦胶蛋白，更优于玉米中的玉米胶蛋白、动物结缔组织和肉皮中的胶质蛋白等。

蛋白质混着吃，更能起到提高蛋白质利用率的作用。例如，玉米、小米、大豆按比例混合食用，生物价可提高。这是因为玉米、小米的蛋白质中赖氨酸含量较低，蛋氨酸（甲硫氨酸）含量相对较高，而大豆中的蛋白质含量恰恰相反，混合食用时两者可相互补充；若在植物性食物的基础上再添加少量动物性食物，蛋白质的生物价还会提高。

为充分发挥食物蛋白质的互补作用，在调配膳食时，应遵循三个原则：食物的生物学种属愈远愈好；搭配的种类愈多愈好；食用时间愈近愈好，同时食用最好，同时到达组织器官才能发挥互补作用。

　　《中国居民膳食指南（2022）》中推荐成人蛋白质供给的能量以占总能量的10%～15%为宜。而推荐老年人，一般情况下，每日蛋白质摄入量在每千克体重1.0～1.2克，日常进行抗阻训练的老年人每日蛋白质摄入量在每千克体重≥1.2～1.5克。来自鱼、虾、禽、畜等动物蛋白和大豆类食物的优质蛋白质比例不低于50%。为延缓肌肉衰减的发生，建议动物性蛋白摄入总量争取平均每日120～150克，选择不同的动物性食物，其中鱼类40～50克，畜禽肉50～100克，蛋类40～50克。大豆制品口感细软，如豆腐、豆腐干、豆腐脑、豆浆、黄豆芽等，平均每日可进食约15克大豆的量，推荐每人每天饮用300～400克鲜牛奶或相当量蛋白质的奶制品，坚持长期食用。

　　请大家每天都要提醒自己，这些蛋白质吃够了吗？

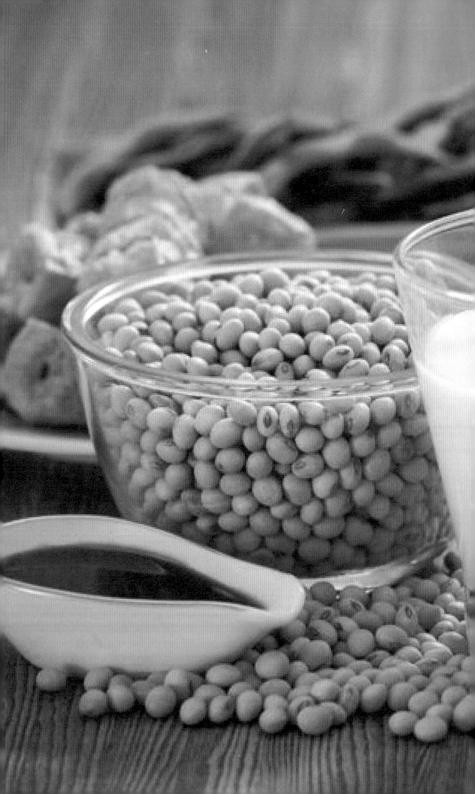

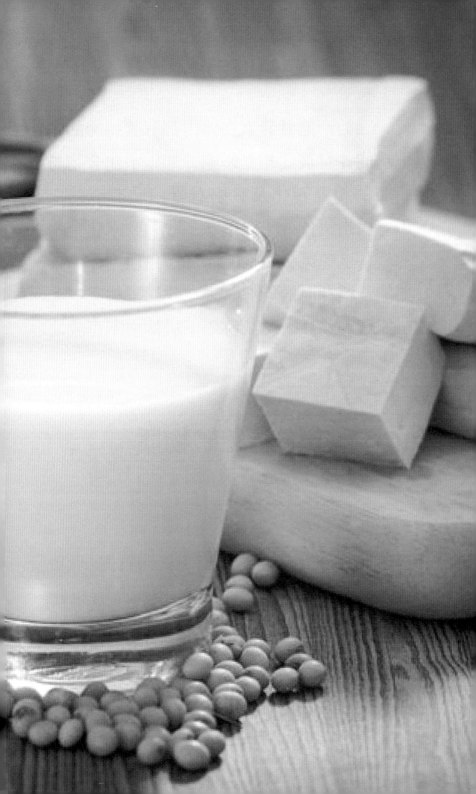

三类产能营养素在体内都有其特殊的生理功能并且彼此相互影响，如碳水化合物与脂肪的相互转化及它们对蛋白质有节约作用。而当机体处于饥饿状态时，碳水化合物的储备迅速减少，而脂肪和蛋白质则作为长期能量消耗时的能源。现在我们了解完三大产能营养物质，再了解一下机体中不可或缺的维生素和矿物质。

第三课　维生素和矿物质

一、多吃维生素能治百病吗

维生素是人和动物为维持正常的生理功能而必须从食物中获得的一类微量有机物质，在人体生长、代谢、发育过程中发挥着重要的作用。

维生素在体内既不参与构成人体细胞，

也不为人体提供能量，而是一类调节物质。维生素分为脂溶性维生素和水溶性维生素，脂溶性维生素包括维生素 A、维生素 D、维生素 E 和维生素 K。脂溶性维生素可在体内大量储存于肝脏，因此摄入过量会引起中毒。水溶性维生素主要有 B 族维生素及维生素 C。这些维生素人体只需少量即可满足，但必不可少。

如果长期缺乏某种维生素，就会引起生理机能障碍而发生某种疾病。如果摄入某些维生素过量也会引发疾病。

老年朋友们会经常关注各种媒体上的关于维生素的文章，内容大多过分强调某一维生素的功能或者吃某一种食物的保健作用，造成老年朋友对号入座，迷信某一种营养产品或者大量吃某一种食物，给身体健康埋下极大的隐患。

如果我们均衡饮食，吃不同种类的天然

食物，合理户外活动，接受阳光的照射，一般不会造成维生素的缺乏。

但是，很多老年朋友由于机体或者疾病的原因，摄入不足，需要额外补充维生素制

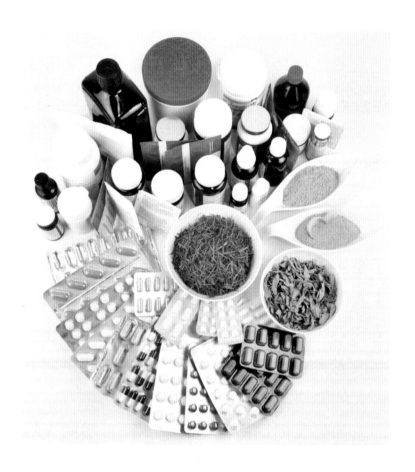

剂，应参照中国居民膳食维生素推荐摄入量
（recommended nutrient intake，RNI）或适宜
摄入量（adequate tntakes，AI），以控制在
安全范围内。

有条件的老年朋友应该定期去医疗机构
或体检中心进行检测，或由家属带领前往，
以确认体内维生素及微量元素的水平，看是
否缺乏或是否过量，根据结果进行饮食指导
和补充剂剂量调整，以实现更加科学的合理
膳食。维生素摄入量见下表。

中国居民膳食维生素推荐摄入量（RNI）
或适宜摄入量（AI）

年龄		65 岁 ~	80 岁 ~
维生素 A（RNI）	男	800μgRAE/d	800μgRAE/d
	女	700μgRAE/d	700μgRAE/d
维生素 D（RNI）		15μg/d	15μg/d

续表

维生素 E （AI）		14mgα-TE/d	14mgα-TE/d
维生素 K （AI）		80μg/d	80μg/d
维生素 B₁ （RNI）	男	1.4mg/d	1.4mg/d
	女	1.2mg/d	1.2mg/d
维生素 B₂ （RNI）	男	1.4mg/d	1.4mg/d
	女	1.2mg/d	1.2mg/d
维生素 B₆ （RNI）		1.6mg/d	1.6mg/d
维生素 B₁₂ （RNI）		2.4μg/d	2.4μg/d

中国居民膳食维生素推荐摄入量（RNI）

或适宜摄入量（AI）

年龄	65 岁 ~	80 岁 ~
泛酸 （AI）	5.0mg/d	5.0mg/d
叶酸 （RNI）	400μgRAE/d	400μgRAE/d

续表

烟酸 （RNI）	男	14mgNE/d	13mgNE/d
	女	11mgNE/d	10mgNE/d
胆碱 （AI）	男	500mg/d	500mg/d
	女	400mg/d	400mg/d
生物素 （AI）		40μg/d	40μg/d
维生素 C （RNI）		100mg/d	100mg/d

二、微量元素有哪些

微量元素是构成机体并决定生命活动的基本要素，在人体中含量低于人体质量的0.010%～0.005%的元素，一般不超过10克。缺乏微量元素有可能阻碍生长发育，导致生理功能紊乱，抵抗力、免疫力下降以及引发多种疾病，如铁缺乏，可能导致缺铁性贫血；碘缺乏，可能会导致地方性甲状腺肿。然而，摄入微量元素过多，也会对人体造成不良或者有害的影响，如人体内铁过多，会引起色素沉着症、性腺功能不全等。

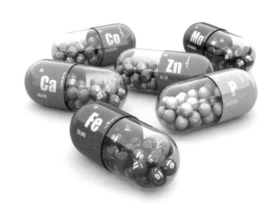

目前被确定对人体有益，且必须摄取的微量元素有铁、碘、锌、硒、氟、铜、钴等。这些都存在于天然食物中，均衡膳食的习惯能够满足人体所需。由于地域、饮食习惯、疾病等问题，很多老年朋友需要补充微量元素制剂，使用量应参照中国居民膳食微量元素推荐摄入量（RNI）或适宜摄入量（AI），以控制在安全范围内。如上所述，老年朋友可以定期去医疗机构／体检中心进行检测，确认微量元素的水平，看是否缺乏或是否过量，以便根据结果进行饮食指导和补充剂剂量调整，实现更加科学的合理膳食，现在有的医疗机构仅需要微量血就可以进行检测，能够较大程度减少老年人的心理和身体负担。微量元素摄入量见下表。如果您正在服用补充剂，那么请您对照标签来看一下，您服用的制剂量符合要求吗？

中国居民膳食微量元素推荐摄入量（RNI）
或适宜摄入量（AI）

年龄		65 岁 ~	80 岁 ~
铁 （RNI）		12mg/d	12mg/d
碘 （RNI）		120μg/d	120μg/d
锌 （RNI）	男	12.5mg/d	12.5mg/d
	女	7.5mg/d	7.5mg/d

续表

硒 （RNI）	60μg/d	60μg/d
铜 （RNI）	0.8mg/d	0.8mg/d
氟 （AI）	1.5mg/d	1.5mg/d
铬 （AI）	30μg/d	30μg/d
锰 （AI）	4.5mg/d	4.5mg/d
钼 （RNI）	100μg/d	100μg/d

第四课　膳食纤维

一、什么是膳食纤维

　　膳食纤维是指不能被人体消化的碳水化合物和木质素，但摄入无危害。膳食纤维的主要成分包括：纤维素、半纤维素、果胶、树胶和黏胶、抗性淀粉等。

二、膳食纤维有什么作用

1. 生理作用

降低血浆胆固醇水平，预防高脂血症及缺血性心脏病、调节血糖反应、改善大肠功能、改善便秘、预防肠癌。

2. 过量摄入会怎么样

可能会引起腹痛、腹泻、腹胀。此外，患有急慢性肠炎、消化道出血等疾病和肠道手术前后的人应控制膳食纤维的摄入量。

三、膳食纤维吃多少合适

中国居民的膳食纤维摄入量是根据《中国居民平衡膳食宝塔》推算出来的。即低能量 7 531kJ（1 800kcal）为 25g/d；中等能量膳食 10 042kJ（2 400kcal）为 30g/d；高能量膳食 11 715kJ（2 800kcal）为 35g/d。此数值与大多数国家所推荐的值相近。

四、膳食纤维从哪里来

食物中的膳食纤维来自植物性食物，如水果、蔬菜、豆类、坚果和各种的谷类，但

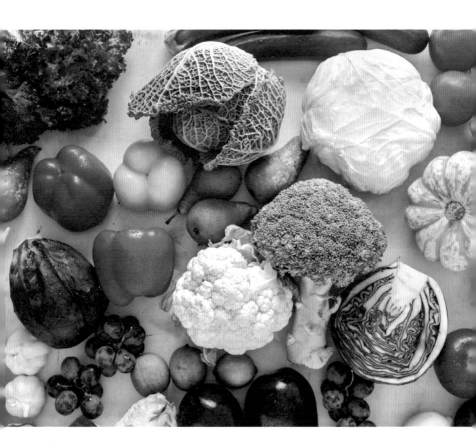

是主要来源是谷物；全谷粒和麦麸等富含膳食纤维，而精加工的谷类食品则含量较少。食物中含量最多的是不可溶膳食纤维，包括纤维素、木质素和一些半纤维素。谷物的麸皮，全谷粒和干豆类，干的蔬菜和坚果也是不可溶膳食纤维的重要来源，可溶膳食纤维富含于燕麦、大麦、水果和一些豆类中。

　　老年人群容易发生便秘，如果有长期便秘的问题，除了要及时就医外，营养方面要注意摄取含膳食纤维多的食物。

第五课　水

一、水代谢的动态平衡

　　水是人体中含量最多的成分，一般在 60 岁以上男性为体重的 51.5%，女性为 45.5%。总体水含量还随机体脂肪含量的增多而减少。正常人每日水的来源和排出处于动态平衡。水的来源和排出量每日维持在2 500毫升左右。人体内水的来源包括饮水和食物中的水及内生水三大部分。通常每人每日饮水约1 200毫升，食物中含水约1 000毫升，内生水主要来源于蛋白质、脂肪和碳水化合

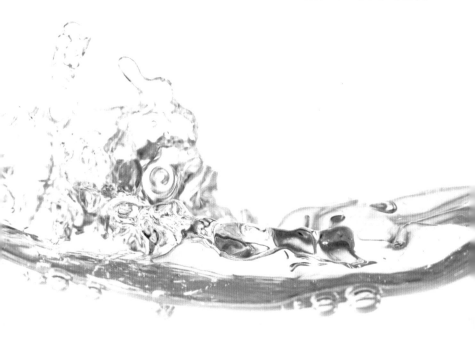

物代谢时产生的水，约 300 毫升。

　　体内水的排出以经肾脏为主，约占 60%，其次是经肺、皮肤和粪便排出。一般成人每日尿量介于 500～4 000 毫升，最低量为 300～500 毫升，低于此量，可引起代谢产生的废物在体内堆积，影响细胞的

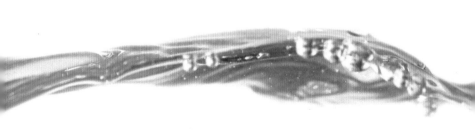

功能。

二、我们每天到底需要喝多少水

　　水的需要量主要受代谢情况、年龄、体力活动、温度、膳食等因素的影响，故水的需要量变化很大。普通人每天最低需水量为1 200毫升；18岁以上男性饮水量为1 700ml/d，女性为1 500ml/d。老年人对失水与脱水反应较迟钝，目前建议老年人每日每千克体重应摄入40～60毫升水。

　　人体每千克体重需水量随年龄增加而降低。但是在大量出汗、腹泻、发热等状态下必须按情况增加水的摄入量。老年人不应该在感到口渴的时候才饮水，应有规律地主动饮水。

老年人怎么吃才对

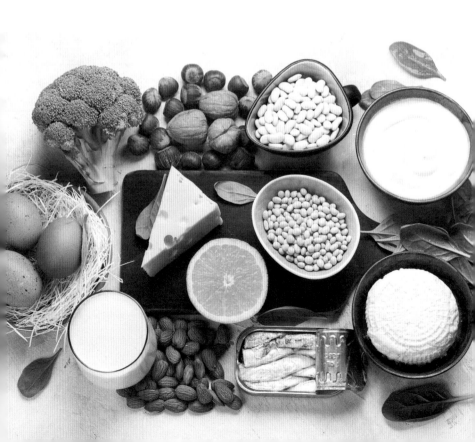

正所谓"民以食为天",饮食文化是我国传统文化不可或缺的一部分。不同的地域和文化催生了各种各样的美食,《舌尖上的中国》《风味人间》《早餐中国》《宵夜江湖》等美食节目层出不穷,不断刺激着人们的味蕾,提高对美食的追求。但与此同时,美食节目的引导可能会造成老年朋友形成不当的饮食习惯,从而造成营养失衡,进而导致许多营养相关疾病的发生和发展。因此,《中国居民膳食指南(2022)》建议老年人应结合个人饮食习惯,做到食物品种丰富,科学搭配,保持平衡膳食,预防营养缺乏;积极户外运动,延缓肌肉衰减,维持适宜体重;保持积极乐观的心态,建立良好的生活方式。这样才能越活越年轻,越活越精彩。

第一课　合理的总能量是关键

老话说"胖人三分财，不富也镇宅"，俗语又说"有钱难买老来瘦"，这些其实都是一种误导和偏见。事实上，老年人的健康与科学的生活方式密不可分，在专业的指导下合理控制能量摄入、科学平衡膳食营养、

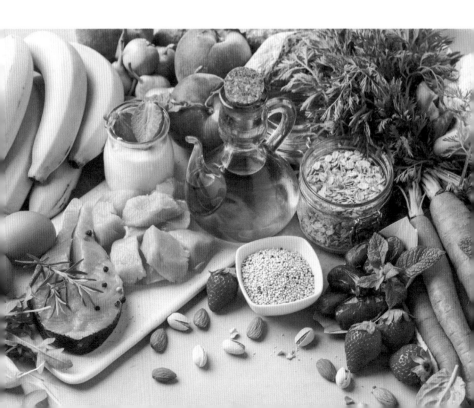

适当增加体力活动，吃动平衡才是长寿之道。

合理的总能量是老年人养生的关键，限制热量摄入或者轻断食有助于控制血压、血糖，降低血清胆固醇水平及体重，这些正向的变化虽然可以降低老年人的代谢综合征风险，但同时也会增加患骨质疏松、肌肉衰减、贫血、营养素缺乏导致的营养不良等风险。

为防止上述不良症状，保持能量平衡才是重要的！根据老年人的生理特点，身体健康与体重正常者，老年膳食能量参考摄入量如下表。

老年膳食能量参考摄入量表

中国居民膳食能量需要量	男	女
一般老年人:65 岁～79 岁	2 050kcal/d	1 700kcal/d
高龄老年人:80 岁～	1 900kcal/d	1 500kcal/d

但需要注意的是，上表的能量数值上下

浮动 10% 属于正常范围；如身体有慢性疾病，或日常活动量较大，请参照正规医院医生嘱咐进行调整。

一、少量多餐，科学体重

合理的进餐时间应与生理状态和生活作息相适应。考虑到老年人牙齿缺损，消化液分泌减少和胃肠蠕动减弱，容易出现食欲下降和早饱现象，造成食物摄入量不足以致营养缺乏。应注意合理设计，做到少量多餐。

中国人习惯于每天三餐，但是大多数人轻视早餐，重视午餐，不限制晚餐。

其实早餐非常重要，早餐营养摄入不足，对身体影响很大。故老年人应遵循"早吃好，午吃饱，晚吃少"的饮食原则。

两餐间隔时间通常以 4～5 小时为宜。对于高龄老年人和身体虚弱及体重出现明显下降的老年人，正餐摄入量可能有限，应特

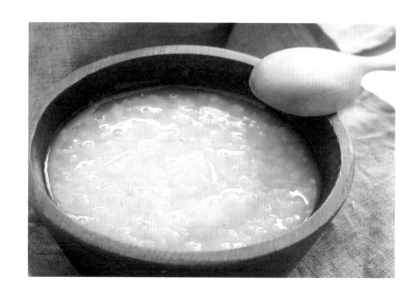

别注意增加餐次，常更换食物种类，保证充
足的食物摄入。进餐次数可选用三餐两点制
或三餐三点制。每次正餐占总能量的20%～
25%，每次加餐的能量占5%～10%。用餐
时间应相对固定。加餐可选用粥、水果、酸
奶、原味苏打饼干、口服营养补充剂等食
物，但须注意，不要因增加了餐次而使总能
量超标。

老年人的体重过低或过高都对健康有危

害，有研究显示，老年人体重指数（BMI）与全因死亡率呈 U 形关系。也就是说：超重与肥胖是许多慢性病的危险因素，因此体重不能过高，但老年人体重过低也会增加骨折、头晕、嗜睡、营养不良甚至死亡的风险。所以老年人应注意定期测量体重，用 BMI 评判，将体重保持在适宜的合理范围内。根据《中国居民膳食指南（2022）》推荐老年人 BMI 适宜范围为 $20.0 \sim 26.9 \text{kg/m}^2$。

小贴士

1. 不要求偏胖的老年人快速降低体重，而应维持在一个比较稳定的范围内。

2. 在没有主动采取减重措施的情况下出现体重明显下降时，要主动去做营养和医学咨询。

小贴士

3. 对于老年人来说，随着年龄的增加，会出现脊柱弯曲变形，身高缩短，肌肉减少，脂肪增加等正常生理性变化使得 BMI 提高，所以老年人是否超重、肥胖还需要进行详细的个性化评估。

二、合理膳食，均衡营养

合理的一日三餐需要讲究一个"量"字。

早餐进食注重"吃好"，尽可能摄入多种营养物质，补充前夜睡眠消耗的热量和营养。

午餐进食注重"吃饱"，中午是人体全天内消耗热量最大的时间段，要摄入充足的热量为下午的机体活动做准备。

晚餐进食注重"少吃"。夜晚人体睡眠时间较长，消化酶较为不活跃，多吃反而增加胃部负担，还可能造成肥胖等问题。

蛋白质类的食物可引起基础代谢增高并提高神经系统兴奋性，故早餐应有丰富的蛋白质类食物，而晚餐应以谷类和蔬菜为主，且不要吃得过饱，才有利于休息和睡眠。

日常进餐应有规律，每日饮食定时定量，食物品种丰富，每天 12 种食物以上，每周 25 种以上，并且要足量饮水。人体主要有三种水源：50% 的饮用水、40% 的食物水和 10% 的身体代谢水。健康的成人一般每天喝 1 500～1 700 毫升的水，老年人的日饮水量可控制在 1 500 毫升左右，夏季出汗过多，可相应增加饮水量。

合理的能量、均衡的营养对于提高老年人的免疫力是很重要的！

中国居民平衡膳食宝塔（2022）
Chinese Food Guide Pagoda(2022)

盐　　　　　　　　　<5 克
油　　　　　　　25～30 克

奶及奶制品　　300～500 克
大豆及坚果类　　25～35 克

动物性食物　　120～200 克
——每周至少 2 次水产品
——每天一个鸡蛋

蔬菜类　　　　300～500 克
水果类　　　　200～350 克

谷类　　　　　200～300 克
——全谷物和杂豆　50～150 克
薯类　　　　　　50～100 克

水　　　　1 500～1 700 毫升

每天活动 6 000 步

三、安全为主，适量运动

1. 运动前做好准备

老年人在健身运动前最好做一次全面的身体检查，了解自己的健康状况、各脏器的功能水平，为合理选择运动项目和适宜的运动量提供依据。

2. 坚持每天运动

每次运动前都要做好热身运动，通过充分的准备活动防止骨折和肌肉拉伤等运动性

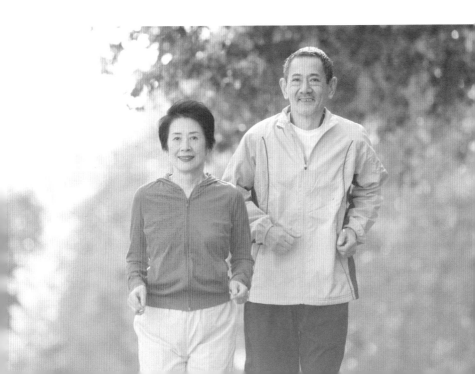

损伤现象。适合老年人的运动一般是步行、慢跑、打拳、做操及自己喜爱的球类、武术等活动。运动后通过及时充分的整理运动，加速机体疲劳的恢复。

3. 老年人运动需要注意什么

老年人切忌进行负重锻炼。由于老年人的肌肉已开始萎缩，韧带的弹性减弱，骨骼中钙质减少，关节活动范围受到限制，如进行负重锻炼，容易发生骨折、骨裂，损伤关节、肌肉和韧带。

老年人切忌进行屏气锻炼。老年人的呼吸肌力量减弱，肺泡弹性降低，如果在体育活动时屏气，易损坏呼吸肌和导致肺泡破裂，而发生支气管咯血等现象。

4. 一切以安全为主

老年人运动一定要适量，无论身体素质有多好，都应该遵守循序渐进的运动原则，以自己身体能承受的范围为宜。另外，要注

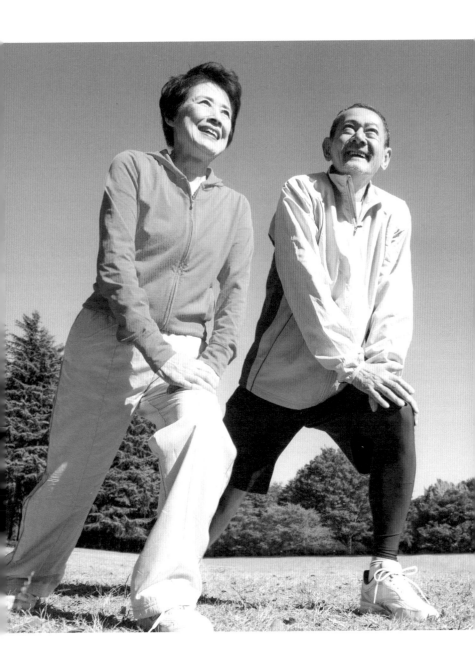

意运动场地、运动装备的选择，尤其是着装，如具有防滑功能的鞋子。最后，需要根据天气和季节选择最适合自己的运动方式和地点，一切以安全为重。

四、算好每天应该吃多少

老年人每天应该吃多少？其实这是可以通过公式计算出来的！

一般情况下，一日能量的推荐摄入量 = 基础代谢率 × 体力活动水平。

基础代谢率是指休息时的代谢水平，比如清晨，在空腹、安静、舒适状态下的代谢水平。65 ~ 74 岁男性基础代谢率约为 1 400kcal/d；75 岁以上男性约为 1 280kcal/d。65 ~ 74 岁女性基础代谢率约为 1 080kcal/d；75 岁以上女性约为 1 010kcal/d。

除了基础代谢还需要加上老年人的日常活动。按照运动强弱水平分为以下三个等级。

1. 轻体力劳动水平：日常活动。

2. 中体力劳动水平：购物、日常通勤和简单家务。

3. 重体力劳动水平：大量运动，长期站立活动等。

按照三个等级分别乘上系数 1.45、1.7 和 1.95。举个例子：一位老年女性，70 岁，每日除了日常家务外，别无其他体力活动，那么她的一日能量推荐摄入量 = 基础代谢率 × 体力活动水平（中等：1.7）= 1 080 × 1.7 = 1 836（kcal），由此得出，此位老年人每日饮食推荐量为 1 836kcal。

第二课　正确地分配进餐

因老年人生理变化，其膳食应在成年人饮食的基础上，提供更加丰富多样的食物，特别是易于吸收、利用且富含优质蛋白质的动物性食物和大豆及其制品。

老年人应积极主动参与家庭和社会活动,尽可能多地与家人或朋友一起进餐,享受美味与美好生活。

不少老年人由于担心动物性食物中含有较多的饱和脂肪酸和胆固醇,会增加慢性病的发生风险,所以很少甚至拒绝动物性食物,结果导致贫血、低体重、肌肉过快丢失

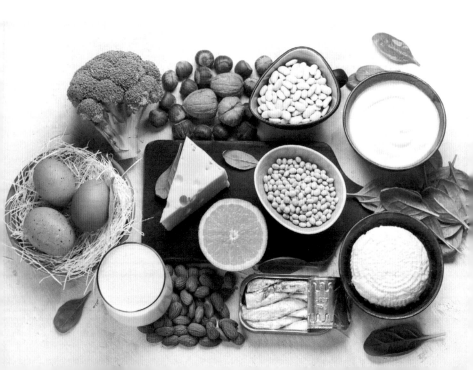

进而造成抵抗力降低、衰弱等问题，建议老年人群合理选择并摄入充足的动物性食物，牛奶以及奶制品不可少，另外，大豆及其制品富含优质蛋白及其他有益成分，建议老年人保持食用大豆制品的饮食习惯。

核心推荐

1. 食物品种丰富，每日 12 种食物以上，每周 25 种以上。

2. 餐餐有蔬菜。

3. 动物性食物换着吃，供给量要充足。

4. 不同种类的大豆制品和奶类制品要常吃。

5. 蔬果种类丰富，交换着吃（水果和蔬菜营养各不同，不能互换）。

老年人要摄入足量的蛋白质，《中国居民膳食指南（2022）》建议老年人一般情况

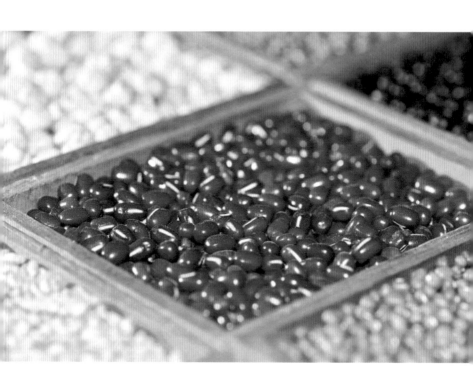

下每日蛋白质摄入量在每千克体重 1.0 ~ 1.2
克；其中优质蛋白质（动物性食物和大豆类
食物）含量应不低于 50%。

　　动物性食物餐餐都有，摄入总量应争取
达到平均每日 120 ~ 150 克，并选择不同种
类的食物，其中鱼类 40 ~ 50 克，畜禽肉
40 ~ 50 克，蛋类 40 ~ 50 克。食用畜肉时，

尽量少吃肥肉。推荐每日食用300～400毫升的牛奶或蛋白质含量相当的奶制品，老年人可以选择适合自己的奶制品，如鲜奶、酸奶、老年人奶粉等，并坚持长期食用。大豆制品口感细软、品种多样，非常适合老年人，可以根据自己喜好选择豆腐、豆腐干、豆皮、豆腐脑、黄豆芽及豆浆等不同形式的豆类制品，以保证摄入充足，达到平均每天相当于15克大豆的推荐水平。

老年人要合理安排作息，定时定量规律进餐，建议早餐6:30～8:30，午餐11:30～12:30，晚餐17:30～19:00，每餐间隔4个小时，睡前1小时不建议用餐，以免影响睡眠。

三餐要吃好。早餐应有1个鸡蛋、1袋奶类或奶类制品，1～2种主食，1种蔬菜；午餐和晚餐应有1～2种主食、1～2个荤菜、1～2种蔬菜、1种豆制品。主食的品种多样，粗细搭配，制作成好消化的食物，如肉末碎菜粥、豆包、荞麦面条等，各种畜禽肉、鱼、虾选 1 种或 2 种换着吃，也可以考虑与蔬菜、豆制品进行搭配如肉末豆腐、肉片山药木耳、五彩鸡丝等，避免单调重复。若正餐摄入不足，为保证营养，应适量加餐，采用少量多餐，根据自身选择三餐两点制或三餐三点制，加餐的食物与正餐应相互弥补，午餐、晚餐的副食尽量不重样。

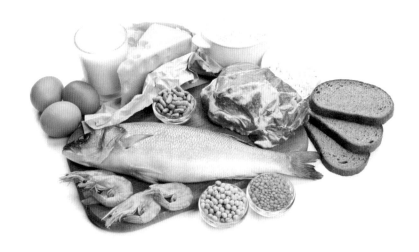

第三课 **照表来吃饭**

一、什么是食品交换份？

食物交换份是个既实用又简单的能帮助大家算清楚到底吃多少的食谱编制神器！

所谓"食物交换份"，是指将可以产生90千卡热量的食物定义为1个食物交换单位或"一份"，在总热量保持不变的前提下各类食物进行合理搭配。

按照这个方法，可以把食物大体分成谷薯类、蔬菜类、水果类、肉蛋类、豆类、奶制品类、坚果类及油脂类8个分类；一般来说可以粗略地把粮食25克，或蔬菜500克，或水果200克，或肉类50克，或牛奶160克，或食用油10克（相当于1小汤匙）分别看作"1份"食物。各类食物的粗略交换份量表如下。

组别	类别	每份重量	每份能量
谷物组	谷薯类	25 克(半两)	90 千卡
果蔬组	蔬菜类	500 克(1 斤)	90 千卡
	水果类	200 克(4 两)	90 千卡
肉蛋豆奶组	肉蛋类	50 克(1 两)	90 千卡
	大豆类	25 克(半两)	90 千卡
	奶类	150 克(3 两)	90 千卡
油脂组	坚果类	15 克(1/3 两)	90 千卡
	油脂类	10 克(1 汤匙)	90 千卡

二、食品交换的一些原则

使用食物交换份进行食物交换时，只能同类食物进行互换，即以粮换粮，以肉换肉，以豆换豆。简单来说就是如下表所示，仅能从每张表内进行对换，否则将增大食谱营养素含量的差别和不确定性，影响平衡膳食。详细的食物交换份表如下。

食物交换表 1　谷物、薯类交换表

包含范围：谷物及其制品、薯类、大豆以外的其他豆类

营养特点：主要含有碳水化合物、提供膳食纤维

1 单位营养素含量：◆碳水化合物 20 克◆蛋白质 2 克◆脂肪 0 克

食品	重量／克	食品	重量／克
大米、小米、糯米、薏米	25	绿豆、红豆、芸豆、干豌豆(干)	25
高粱米、玉米糁	25	干粉条	25
面粉、米粉、玉米粉	25	油条、油饼、苏打饼干	25（未计油）
莜麦面、燕麦片	23	咸面包、窝窝头	35
燕麦面	25	荞麦面、苦荞面	25
通心面、玉米面(白、黄)	25	混合面	25

续表

食品	重量/克	食品	重量/克
各种挂面、龙须面	25	生面条、魔芋生面条	35
烧饼、烙饼、馒头	35	面筋	50
苏打饼干、椒盐饼干、巧克力维芙饼干	20	莲子、山药	150
桃酥、甜饼干	18	炸鱿鱼卷、炸薯片、炸虾片	16
蛋糕	30	鲜玉米	50
米饭	75	鲜玉米(中个、带棒芯)	200
红薯片	60	栗子、白薯	40
红薯	70	凉薯	220
土豆、湿粉皮	100	藕、芋头	110

食物交换份表 2　蔬菜类交换表

包含范围：各种蔬菜

营养特点：主要含有维生素、无机盐和膳食纤维

1 单位营养素含量：◆碳水化合物 18 克◆蛋白质 4 克◆脂肪 0 克

食品	重量/克	食品	重量/克
毛豆	70	百合	50
鲜豌豆	110	慈姑（茨菇）	100
蒜薹（蒜苔）、黄豆芽	200	竹笋	220
冬瓜	800	荸荠	150
洋葱、胡萝卜、蒜苗、苋菜	250	生菜	640
鲜菜豆、水萝卜、绿豆芽	340	蒜黄、圆白菜、雪里蕻	400
茴香菜、柿子椒	430	鲜蘑菇	390
莴苣笋	820	鲜竹笋	450
丝瓜、蓝菜、龙须菜、南瓜	500	茼蒿、油菜薹、西红柿	500

食品	重量/克	食品	重量/克
菠菜、油菜、韭菜、香菜、苤蓝（丕兰）、乌塌菜（塌棵菜）、茭白	350	南瓜、苦瓜、茄子、冬笋	500
红萝卜、鲜豇豆、荷兰豆、扁豆、空心菜	300	大白菜、莴笋、黄瓜、水浸海带	600
西葫芦	750	芹菜	470

食物交换表 3　水果类交换表

包含范围：各种水果

营养特点：主要含有碳水化合物、维生素和无机盐、膳食纤维

1 单位营养素含量：◆碳水化合物 21 克◆蛋白质 1 克◆脂肪 0 克

食品	重量/克	食品	重量/克
梨、李子、杏	250	桃、苹果、橘子、橙、葡萄	200

续表

食品	重量/克	食品	重量/克
荔枝	120	红果	90
芒果	140	甜瓜（带皮）	360
柿子、鲜荔枝	150	草莓	300
鲜枣	90	芦柑、菠萝	160
哈密瓜、李子	220	猕猴桃	200
柚子	160	樱桃	220
西瓜	450	香蕉	150

食物交换表 4　豆类交换表

包含范围：大豆及其制品

营养特点：主要含有蛋白质、钙

1 单位营养素含量：◆蛋白质 9 克◆碳水化合物 4 克◆脂肪 4 克

食品	重量/克	食品	重量/克
大豆	25	腐竹、大豆粉	20
豆腐丝、豆腐干	50	北豆腐	100

续表

食品	重量/克	食品	重量/克
南豆腐	150	油豆腐	35
豆腐脑	600	豆浆	400 毫升
青豆	20	黄豆	23
绿豆、豌豆	27	红小豆	27
蚕豆	25	炒豌豆	24
炸蚕豆	23		

食物交换表 5　奶类交换表

包含范围：各种奶类及其制品

营养特点：主要含有钙、蛋白质、脂肪、碳水化合物、维生素

1 单位营养素含量：◆蛋白质 5 克◆碳水化合物 5 克◆脂肪 6 克

食品	重量/克	食品	重量/克
奶粉、脱脂奶粉	20	奶酪	25
牛奶、羊奶	150	无糖酸奶	125
冰激凌	65		

食物交换表 6 肉、禽、蛋、鱼类交换表

包含范围：各种肉类、禽类、蛋类、鱼类及其制品

营养特点：主要含有蛋白质、脂肪

1 单位营养素含量：◆蛋白质 9 克◆脂肪 6 克◆碳水化合物 0 克

食品	重量/克	食品	重量/克
熟火腿、香肠、鸡蛋粉	20	肥瘦猪肉	25
猪肉松、猪肾	25	猪肝	70
猪蹄	30	午餐肉	35
熟叉烧肉、熟酱牛肉、酱鸡、酱鸭	35	带骨排骨（小）	45
瘦猪肉、瘦牛肉、瘦羊肉	50	驴肉	110
鸭掌	60	板鸭	20
红烧鸡肉	65	红烧牛肉	60
鹅肉、鸭肉	35	鸡肉、猪舌	50

续表

食品	重量/克	食品	重量/克
鸡蛋、鹌鹑蛋（6个）	60	鸭蛋	60
鹅蛋	50	鸡蛋白	190
鸡蛋黄	25	松花蛋	55
猪里脊肉	60	兔肉	80
甲鱼	85	蚶（鲜）	200
干贝	25	鲫鱼、墨鱼	150
鱼松	25	鸡蛋清、牡蛎	150
带鱼、草鱼、鲤鱼、比目鱼	80	海螃蟹	110
鱿鱼（干）、海参（干）	25	田螺	135
鲜贝、对虾、大黄鱼、青虾、鳝鱼、黑鲢	100	白鲢鱼	80
胖头鱼	130	河螃蟹	65

食物交换表 7　油脂、硬果类交换表

包含范围：各种油脂和硬果

营养特点：主要含有脂肪和脂溶性维生素

1 单位营养素含量：◆脂肪 10 克

食品	重量/克	食品	重量/克
开心果(带皮)	15	炒松子	14
花生油、香油、玉米油、红花油、菜籽油	10	芝麻酱、花生米、核桃仁、杏仁	15
黑芝麻	15	腰果	16
南瓜子、葵花子(带壳)	20	西瓜子	25
植物油	10	猪油	10
黄油	10	奶油	45

注：以上各表中的重量均为去除根、皮、壳等不可
　　食部分以后的重量（注明的除外）。

食物交换表 8　调味品 0.5 个单位（产热 45 千卡）

食品	重量／克	食品	重量／克
白砂糖	10	芝麻酱	7
酱油	45 毫升	团粉	14
黄酱	40	甜面酱	30
蜂蜜	14 毫升	醋	110 毫升

第四课　吃饭种类有学问

一、碳水化合物种类多

我国传统的膳食模式是以植物性食物尤以谷物为主。常吃的主食可分为谷类、杂豆类和薯类三种，主要为人体提供碳水化合物。

谷类——膳食纤维、B 族维生素、矿物质等营养素的重要食物来源。谷类主要包括大米、小麦、玉米、小米、高粱、荞麦、燕麦等。根据加工程度不同，谷物可分为全谷物和精制谷物。谷物过度加工后会丢失大量的 B 族维生素、矿物质及膳食纤维，长期摄入精制谷物可导致维生素和矿物质摄入不足、体重超标，增加慢性病患病风险等。目前我国居民主要以精制白米面为主，为此我们应逐渐将全谷物食物添加到我们日常饮食中来。全谷物虽对人体有诸多益处，但其所含膳食纤维尤其是不溶性膳食纤维不容易消化，老年人群更不应摄入过多的全谷物，要适量而止。

杂豆类——"米饭加豆等于吃肉"。杂豆类主要有红小豆、芸豆、绿豆、豌豆、鹰嘴豆等，富含谷类蛋白质缺乏的赖氨酸，与谷类食物搭配食用，可以促进蛋白质更好地吸收，达到 1+1>2 的效果。

常见的薯类有马铃薯、红薯、芋头、山药及其制品等，可经蒸、煮、烤后直接作为主食食用，也可切块放到大米中同蒸，还可与蔬菜或肉类搭配烹饪，如土豆炖牛肉、山药炖排骨、山药烩三鲜等。

建议餐餐有谷物，粗细搭配，主食中需保持 1/4 ~ 1/2 全谷物、杂豆或薯类的摄入。

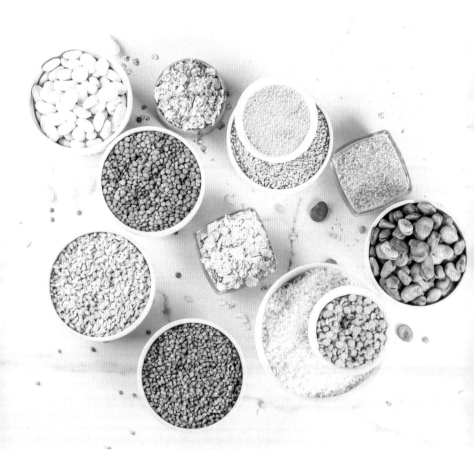

二、脂肪也要分好坏

脂肪是人体必需脂肪酸和维生素 E 的重要来源，主要通过食用油、动物肉类、坚果等摄取，是我们膳食结构中不可或缺的重要部分，起着保温、润滑、保存脂溶性维生素等作用。

脂肪也有好坏之分。好的脂肪可以帮助我们清理体内血管中的垃圾，维护心脑血管健康。不饱和脂肪酸就是好的脂肪，我们日常常用的植物油（大豆油、菜籽油、橄榄油等）及坚果可以说都是好脂肪。

坏脂肪通常是指饱和脂肪酸，易阻塞血管，造成血管硬化，形成斑块等。富含饱和脂肪酸的食物有动物油、人造黄油、棕榈油以及常温下"脆"和"起酥"的产品，如薯条、饼干、蛋糕等，加工肉制品也算是坏脂肪。

随着年龄的增加，身体机能逐渐退化，

且一般患有慢性疾病，老年人更应该多摄入好脂肪，减少坏脂肪的摄入。如多吃植物油，少摄入动物油，烹调方法以炖、煮、蒸、烩、焖等为主，尽量避免煎炸、熏烤、爆炒等。

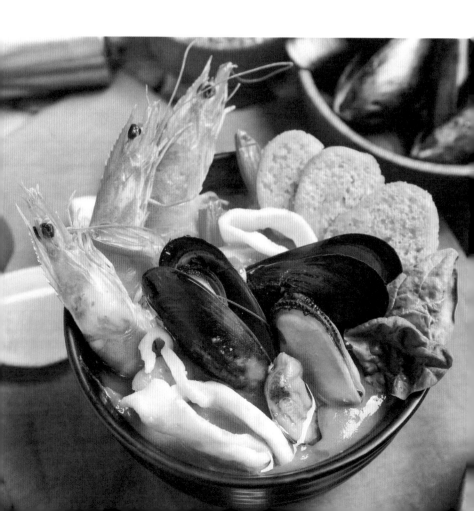

三、蛋白质的质与量

蛋白质是细胞、组织、器官的重要组成成分，一切生命活动的体现都需要蛋白质。一些被"三高"困扰的老年人，认为肉吃多了会加重慢性疾病，所以刻意选择吃素。实际上，蛋白质是老年人非常重要的营养素，如果长期不吃肉，反而更容易出现贫血、肌肉衰减等问题。

但是，随着老年人的消化能力减弱、肾功能降低，蛋白质的补充也不宜过多，同时还要注意蛋白质的"质量"，应多摄入优质蛋白质，如肉、蛋、奶、豆制品等。建议每天摄入畜肉类 50 克、鱼虾和禽类 50 ～ 100克、牛奶 300 ～ 400 毫升，鸡蛋 50 克、豆腐100 克，乳糖不耐受的老人可以考虑饮用低乳糖奶或酸奶。此外，不宜集中在一餐摄入足量蛋白质，应餐餐都有动物性食物，如早餐可以食用鸡蛋、牛奶、豆类等，午餐、晚

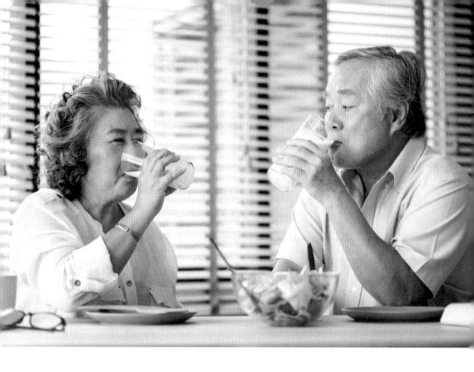

餐可食用畜肉、禽肉、鱼虾等。建议富含优质蛋白质的食物换着吃，以增加食物品种丰富性及可选择性，促进进食。

四、蔬菜、水果怎么吃

蔬菜、水果富含维生素、矿物质、膳食纤维，对于满足人体微量营养素的需要、保持人体肠道正常功能以及降低慢性病的发生风险等具有重要作用。此外，蔬菜和水果富含多种植物化学物，对人体健康有益。蔬菜

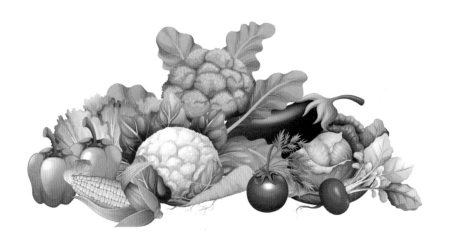

和水果在营养成分和健康效应方面虽有相似之处，但它们还各有专长，不可互相替代。

努力做到餐餐有蔬菜，换着吃不同种类的蔬菜，推荐每天摄入蔬菜不少于 300 克，其中新鲜深色蔬菜应占 1/2，如油菜、菠菜、紫甘蓝等。不同蔬菜还可搭配食用，如炒土豆丝时搭配青红椒丝，还可搭配莴笋和胡萝卜丝。需要烹饪的蔬菜应先洗后切、开汤下菜、急火快炒、炒好即食，吃剩的蔬菜不宜反复加热。

天天有水果，保证每天摄入 200～350

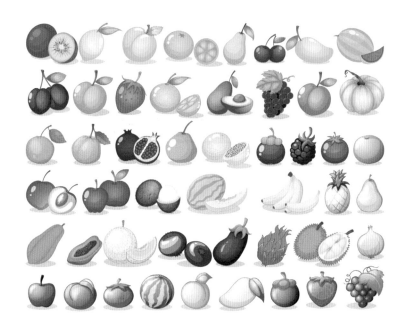

克的新鲜水果，注意，果汁不能代替鲜果！水果供应的季节性很强，但不宜在一段时间内只吃一种水果，还是尽可能选择不同种类的水果，可以每种吃的量少些，种类多一些。

五、学会喝水很重要

水是人体最重要的组成部分，足量饮水是机体健康的基本保障，应做到每天足量、主动喝水，少量多次，推荐以白开水为主，可适量饮用淡茶水和咖啡，少喝或不喝含糖饮料。建议在温和气候条件下，低身体活动水平成年男性每天喝水 1 700 毫升，成年女性每天喝水 1 500 毫升。喝水可以在一天的任何时间，可每次 1 杯，每杯约 200 毫升。饮水注意事项如下。

1. 睡前喝 1 杯水，有利于预防夜间血液黏稠度增加。

2. 睡眠时由于呼吸作用、隐性出汗和尿液分泌等，不知不觉会丢失水分。起床后虽无口渴感，但体内仍会因缺水而血液黏稠，建议早晨起床后空腹喝 1 杯温开水。

3. 进餐前不要大量饮水，否则会冲淡胃液，影响食物的消化吸收。

4. 饮水的温度不宜过高，建议饮水的适宜温度在 10 ~ 40℃。

5. 当身体活动强度较大、时间较长

时，需要根据机体排汗量等补充水分，并酌情补充电解质。

6. 据调查统计，很多人存在饮水不足的问题，尤其是老年人，需要学会如何判断机体是否缺水，简便易行的办法是根据口渴、排尿次数、尿液量和颜色来进行判断。但需要注意的是，出现口渴已经是身体明显缺水的信号。因此，要避免出现口渴现象，应主动喝水。当机体排尿次数和尿液量比平时减少时，提示水分摄入过少。健康老年人正常尿液颜色是略带黄色且透明，当饮水过少，尿液发生浓缩，尿液会比正常时加深，因此，在排除服食可能改变尿液颜色的特殊药物及食物情况下，可以通过比对尿液比色卡来简单判断机体是否缺水。

第五课 老年"富贵病",饮食不踩雷

一、糖尿病

1. 控制适宜的体重

建议所有超重或肥胖的糖尿病老年人群减重,以减少胰岛素抵抗。老年人适宜的BMI 范 围 为 $20.0 \sim 26.9kg/m^2$。BMI= 体 重(kg)/ 身高(m)^2。

2. 饮食调节

合理控制总能量的摄入是糖尿病营养治疗的首要原则,目前我国推荐糖尿病患者采取平衡膳食模式,食物选择符合个人喜好。

(1)少食多餐,定时定点定量,注意进餐顺序,减慢进餐速度。

◆可在三次正餐之间加餐 $2 \sim 3$ 次,加餐不加量。

◆建议进餐顺序为汤、蔬菜、鱼虾肉蛋类、主食。

◆细嚼慢咽，减慢进餐速度。建议早餐用餐时间控制在 15～20 分钟，午餐、晚餐时间控制在 20～30 分钟。

（2）控制主食量及种类：粗细搭配，主食定量，严格限制精制糖的摄入。不要将主食做成稀饭，过细、过软、过稀食物会加快食物的消化速度，从而影响血糖水平。土

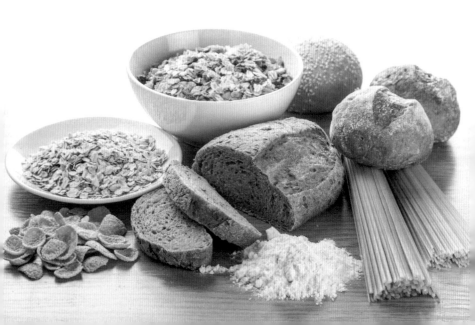

豆、山药、南瓜、红薯、藕、粉丝（条）等食物可代替部分主食。粗粮及薯类达全天主食量的 1/3 ~ 1/2。

（3）控制食用油的摄入量：限制动物油、奶油等富含饱和脂肪酸的食物；植物油如豆油、花生油、菜籽油等含多不饱和脂肪酸（椰子油例外）可适当多用。烹饪方式以蒸、煮、凉拌等为主。对高胆固醇血症的患者，建议 1 周不超过 3 个蛋黄。

（4）蔬菜和水果的选择：建议蔬菜摄入量 >500g/d。水果类含果糖较多，血糖、尿糖控制不好的人群应免食。血糖控制良好者，建议摄入量不超过 200g/d，可选择低血糖生成指数的水果，如樱桃、李子、柚子、梨、苹果、柑及猕猴桃等。

（5）蛋白质的选择：蛋白质所供热量占总热量的 15% ~ 20%，其中动物蛋白质占 1/3，如奶类、蛋类、瘦肉、禽肉以及鱼、

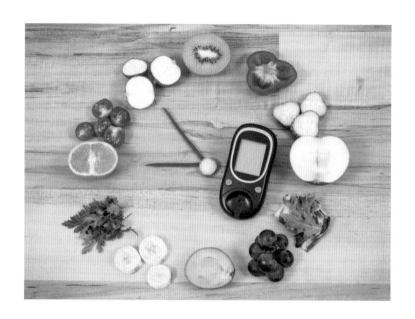

虾等。

（6）膳食纤维：饮食中要增加一些富含膳食纤维的食物，如蔬菜、魔芋、荞麦、燕麦等。糖尿病患者最好保证膳食纤维摄入量在 25~50g/d。

3. 定期监测血糖，养成良好生活习惯

定期监测空腹血糖、餐后血糖及糖化血红蛋白，及时调整饮食方案，防止高血糖和低血糖的发生；学习记录饮食日记，发现适合自己的食物；在无运动风险的前提下，尽可能保持规律运动；确保充足的睡眠，戒烟、戒酒。

二、冠心病

不健康膳食是心血管病的危险因素，可使心血管病发病风险增加 13% ~ 38%。建议低盐低脂饮食，补充适量蛋白质，多吃粗纤维食物，减少脂类及糖类的摄入；少量多

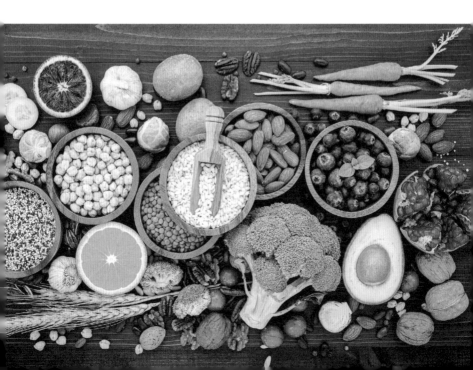

餐，避免暴饮暴食；避免加重心脏的负担，多食新鲜的水果和蔬菜，保持大便通畅。

1. 膳食中增加全谷物的摄入，可降低15%的冠心病和25%的脑卒中（俗称"中风"）发生风险。

2. 增加蔬菜、水果的摄入：建议每天摄入蔬菜300～500克、水果200～350克。蔬菜和水果可提供丰富的微量营养素、膳食纤维和植物化学物，降低冠心病患病风险及心血管病死亡风险。

3. 限盐补钾：选购含盐量低的食物，尽量少食或避免高盐食物，逐步达到每天食盐摄入在5克以内。同时，鼓励膳食钾摄入量≥4.7g/d，增加富含钾的食物，如坚果、豆类、瘦肉、桃、香蕉、橘子、海带、木耳、紫菜等。

4. 日常生活中要减少摄入富含饱和脂肪酸的食物，如动物肥肉及其油脂（荤油）、棕榈油、黄油、奶油及含反式脂肪酸的加工类食品。

三、高血压

1. 合理膳食

高血压与"吃"密切相关，所有控制高血压的指南第一步都是改善生活方式，控制饮食。

（1）限制钠盐摄入量：为预防高血压和降低高血压患者的血压，我国最新版《中国居民膳食指南（2022）》推荐每天食盐摄入量不超过 5 克。建议减少烹调用盐及含钠高的调味品（包括味精、酱油），烹调时可多用醋、柠檬汁、香料、葱、姜等代替部分盐和酱油；避免或减少含钠盐量较高的加工食品，如咸菜、火腿、各类炒货和腌制品；建议在烹调时尽可能使用定量盐勺，以起到警示的作用等。

（2）增加钾、钙、镁的摄入量：水果和蔬菜是钾的最好来源，富钾食物还有麸皮、赤豆、杏干、蚕豆、扁豆、冬菇、竹笋、紫菜等。多摄入富含钙的食品，如奶和奶制品；多摄入富含镁的食品，如各种干豆、鲜豆、蘑菇、桂圆、豆芽等。

（3）减少膳食脂肪，调整肉类结构：提倡吃鱼肉、鸡肉、兔肉、牛肉、大豆及其制品等。在控制脂肪占比的前提下，可增加

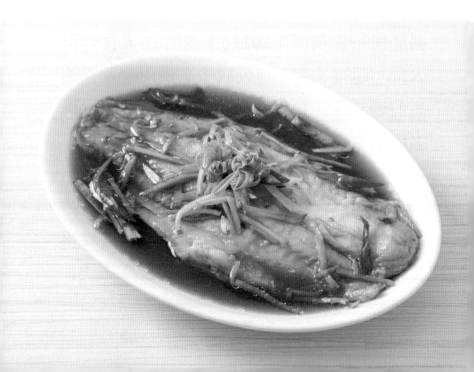

油茶籽油、橄榄油的摄入量。

（4）有研究发现，DASH 膳食（高血压治疗膳食，dietary approaches to stop hypertension，DASH）可以使轻度高血压患者的收缩压和舒张压均降低，且与单独使用降压药的效果类似。该膳食富含水果、蔬菜、全谷类、家禽、鱼类及坚果等。

（5）限制饮酒：每日酒精摄入量，男性不应超过 25 克，女性不应超过 15 克，不提倡高血压患者饮酒。

（6）克服不良饮食习惯，细嚼慢咽，避免暴饮暴食；减少高能量密度食物的摄入，如肥肉、动物油脂、油炸食品、糖、甜点、含糖饮料等。

2. 控制体重

保持适宜的体重可使高血压的发生率降低 28%～40%。在饮食方面要遵循平衡膳食的原则，控制高能量食物（高脂肪食物、含

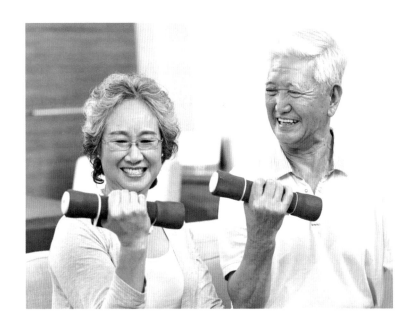

糖饮料及酒类等）的摄入，适当控制主食（碳水化合物）量。适量增加体力活动，最好做到定期体育锻炼，如步行、慢跑、骑车及游泳等。老年人运动要在保证自身安全的前提下进行。

3. 注意监测血压与服药

老年高血压患者在做好饮食调节的同时，一定注意经常监测自己的血压，如发现

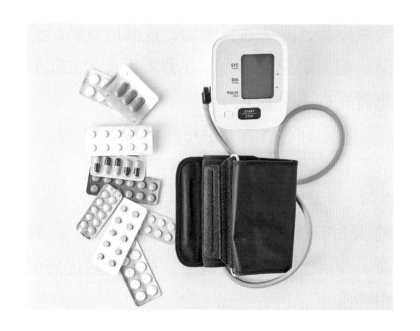

血压高于正常值，则应该服药，如有异样则应寻求医生的帮助。

四、慢性阻塞性肺疾病

约 60% 的慢性阻塞性肺疾病（chronic obstructive pulmonary disease，COPD）患者存在程度不同的蛋白质能量营养不良。营养不良可降低呼吸肌肌力和耐力，容易发生呼吸肌疲劳，降低通气驱动，进而诱发肺部感染。相关研究显示，存在营养不良的 COPD 患者死亡率明显上升。

慢阻肺患者营养治疗原则如下。

1. 高蛋白质：每日的蛋白质摄入量应为 1.2 ~ 1.5g/kg，也就是一位 60 千克（kg）的人每天要摄入 72 ~ 90 克蛋白质，以鸡蛋、瘦肉、鱼虾、奶制品、豆制品等优质蛋白为主。

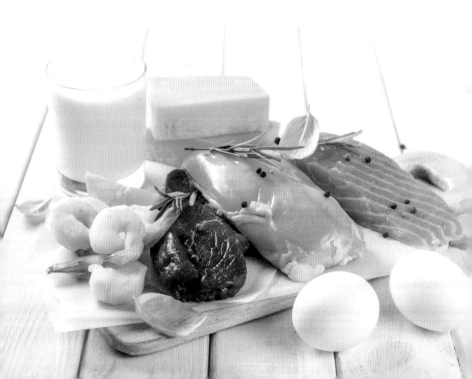

2. 高脂肪：提高脂肪的供能比例，占总热量的 30% ~ 50%，可减少二氧化碳的生成，减轻呼吸负荷。

3. 低碳水化合物饮食：对慢性阻塞性肺疾病患者而言，大量摄入碳水化合物会产生过多的二氧化碳，加重呼吸负荷，其供能比例不宜超过 50%。

4. 忌烟、酒，并补充维生素及微量元素，增加富含维生素 A 和维生素 C 的食物如动物肝脏、水果、蔬菜等，增加含钾和镁丰富的食物如豆类和粗粮等。

5. 给予易消化、营养丰富的食物；少食产气多的食物，如油炸食品、豆类、碳酸饮料、啤酒、牛奶、洋葱、圆白菜等；避免辛辣刺激、过热、过凉的食物。

五、肥胖

肥胖与各种慢性病发生相关，包括糖尿

病、心脑血管疾病及阻塞性睡眠呼吸暂停等。肥胖甚至还与多种肿瘤的发生相关，肥胖可导致较高的早期死亡风险，增加总体死亡率。多项调查研究显示有超过 200 种与肥胖相关的共存疾病，同时，即使小幅度减重也能改善这些共存疾病。

随着年龄增长，人体成分会发生较大变化，骨骼肌质量和力量逐渐衰退，老年人更容易发生肌少症性肥胖。研究表明，与单纯

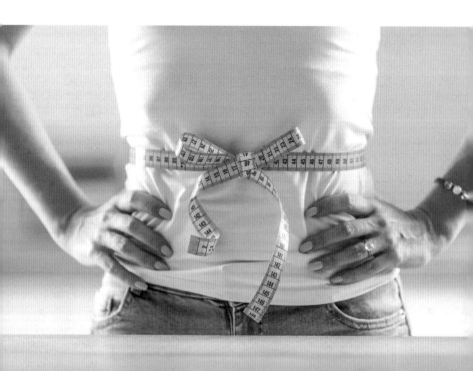

肥胖和肌少症相比，肌少症性肥胖的老年人更易患身体残疾和平衡障碍，并增加摔倒的风险及全因死亡风险。

老年人的适宜BMI范围是20.0～26.9kg/m^2。肌少症性肥胖老年人在限能量的同时应适当提高膳食蛋白质的摄入，建议摄入量为1.0～1.5g/（kg·d），其中来自动物性食物和大豆类食物的蛋白质占一半以上。建议肌少症性肥胖老年人每天补充维生素D$_3$ 800～1 000IU。

积极进行身体活动，特别是户外运动，有助于保持老年人心、肺、运动和神经系统功能。进入老年期后无论是过胖还是过瘦，都不应采取极端措施让体重在短期内产生大幅度变化。鼓励通过营养师的个性化评估和指导，健康减重。

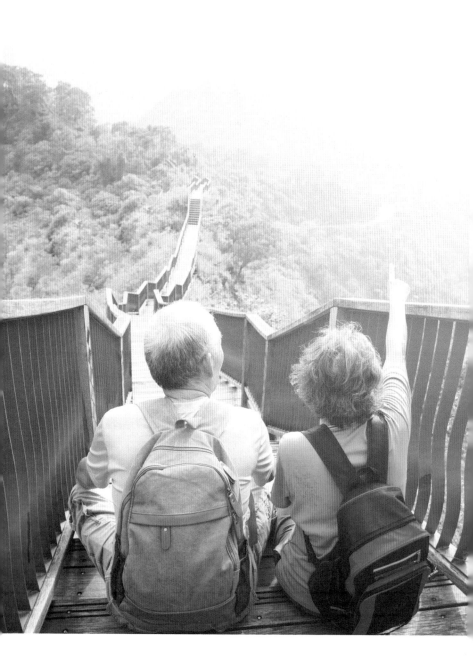

六、消瘦

"千金难买老来瘦"，很多老年人觉得瘦才代表身体健康，这种传统观点必须要纠正。国内外的多项研究结果显示，老年人身体过瘦会导致抵抗力降低，增加死亡风险。过度消瘦的老人，新陈代谢和生理功能低下，身体的抵抗力差，比较容易患感冒、肺炎、消化不良、胃炎、肠炎等疾病。建议老年人 BMI 最好不低于 20.0kg/m²，最高不超过 26.9kg/m²。

老年人应时常监测体重变化，胖瘦要适当，建议消瘦虚弱的老年人可用如下方法来增加体重。

1. 除一日三餐外，可适当安排 2～3 次加餐（或零食）以增加食物摄入量。

2. 零食选择能量和优质蛋白质较高并且喜欢吃的食物，如蛋糕、奶酪、酸奶、坚果等。

3. 适量参加运动，促进食物的消化吸收。

4. 加强社会交往，调节心情，增进食欲。

5. 保证充足的睡眠。

如果没有主动减重，在一个月内体重下降 5% 以上（以 60kg 计，一个月内体重下降 ≥ 3kg），或者 6 个月内体重下降 10% 以上，说明机体出现问题，要去医院就诊。如果您家中的老人 BMI 低于 18.5kg/m²，不论以前的体重多少，都说明存在营养不良，需要高度关注，也要前往医院营养科就诊。

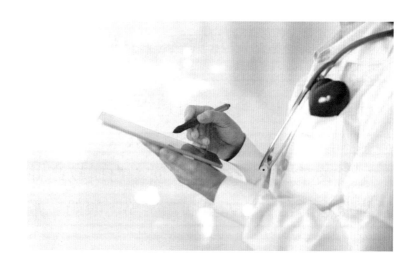

选择保健品
要慎重

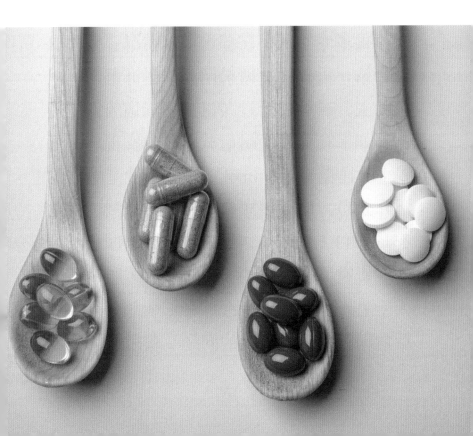

第一课 **那些听上去很美的传说**

一、根治糖尿病

糖尿病是慢性非传染性疾病，目前不能根治，但可以控制。在控制良好的情况下，并不影响生活质量。所以，一些保健品打着"根治糖尿病"的旗号，肯定是骗人的。

很多老年人存在着这样的情况：空腹血糖合格，但餐后血糖长期高出标准范围。但实际上，餐后血糖过高也是糖尿病的诊断依据。如果在葡萄糖耐量试验当中发现，餐后2小时血糖在 7.8mmol/L 以上，就是糖耐量下降状态，属于糖尿病前期；如果测试两次都高于11.1mmol/L，那就确诊为糖尿病了。

研究证实，那些腰腹肥胖、体脂过高的人（尤其是腹型肥胖的老人），大部分存在餐后血糖控制能力下降的问题。餐后血糖长期升高，就会导致糖化血红蛋白升高，加速糖尿病、脑卒中（俗称"中风"）、冠心病和阿尔茨海默病（俗称"老年痴呆"）等慢性疾病的发生。餐后血糖越高，血液中蛋白质的糖化程度越高，也意味着身体会提前衰老。

有糖尿病的老年人，建议吃低血糖反应的主食（全谷物类），餐后血糖上升较为缓慢，身体合成甘油三酯的速度会放慢，而脂肪氧化会加强，有益于控制血糖。

肥胖的老年人可以按照先喝水或者素菜汤→吃蔬菜→吃肉类→吃主食的顺序进食，也有助于血糖的缓慢上升。这样的进餐顺序不但会让人饱腹感增强，还可以有效限制进食量，同时也有利于减腰腹。

特别强调一点：强健的肌肉能帮助老年人控制好血糖，而肌肉增强之后，体能上升，基础代谢率提升，身体就会进入良性循环。所以，老年朋友好好调整饮食，增加有氧运动，同时做增肌运动，身体会变好，血糖也能下降。

二、能防癌的纯天然食品

健康饮食模式中确实应该多以天然食物（新鲜蔬菜、肉类等）为主，减少加工类食物（香肠、膨化蔬菜脆等）的摄入。但确实不存在一种防癌的纯天然保健品或食品，这是偷换概念。

想要真正预防肿瘤，要着眼于食物整体。每天的营养应该全面均衡，这是基础。日常吃的食物一定要五花八门、丰富多彩，推荐一天吃的食物种类超过 12 种，一周吃的食物种类超过 25 种，越杂越好。

深色蔬菜防癌效果好，将胡萝卜、紫甘蓝、茄子、西红柿、深绿色蔬菜等这些食物组合起来吃，可以起到立体性的预防肿瘤的作用。

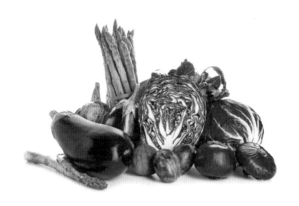

同时，每顿饭要有一种菌菇类，如蘑菇、香菇、金针菇等。每一餐的主食注意粗细搭配，粗粮占一半，用红薯、土豆、玉米等替代部分米面，均可以打好初步的防癌基础。

此外，还要注意少喝酒，不吃发霉变质的食物，不要吃得太咸，避免用烧烤、油炸的方法烹调食物。只有建立良好的生活方式，恶性肿瘤的防治才能真正起效。

三、怎么吃都不胖

传统理论强调"能量平衡"，认为体脂

增加是能量正平衡造成的。吃得多，动得少，或因为各种原因（如肌肉衰减）代谢率（仅维持呼吸、心跳消耗的热量）下降，饮食量却没有下降，于是食物摄入能量多于身体消耗能量，身体的脂肪就会增加。所以，老年人不要羡慕老来瘦（没有肌肉的体重偏低），也不要羡慕所谓的"狂吃不胖"（几乎不存在的现象）。

对胰岛素敏感性较好的人群而言，在保证营养全面的基础上，每餐八分饱配合规律运动就可以获得良好减脂肪、稳固肌肉的效果。

但对胰岛素抵抗或有糖尿病倾向的老年人而言，吃够热量，也吃够碳水化合物，按膳食指南的建议，每餐吃适量的鱼、肉，加上大量的蔬菜，但主食更多地选择低血糖指数（glycemic index，GI）、慢消化的碳水化合物来源，以便降低餐后的血糖波动，会比单纯少吃起到更好的效果。比如，在主食中加入 1/3 的全谷杂粮，再搭配肉菜一起吃，这是一个既安全又健康的方式，适合大多数人，特别是血糖控制能力比较差的老年人。它的另一个好处是有利于降低全因死亡率，也能降低糖尿病、心脑血管疾病和其他多种慢性疾病的风险。

四、全球限量款种种

实话实说，老年人是经常被"忽悠"的群体，我们的身边有很多保健品打着"延年

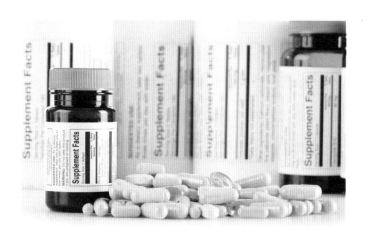

益寿""全球限量款"的旗号来打动老年人的心，但其实大多数没有科学依据。

站在医学角度来看，很多保健品是膳食补充剂。膳食补充剂按照成分可以分为维生素、矿物质、氨基酸、草药、植物化学物、酶制剂、益生菌等。

2019 年在美国医师协会官方期刊《内科学年鉴》(*Annals of Internal Medicine*) 发表的一项由美国塔夫茨大学和哈佛大学的研究团队共同完成的大型研究，共收集了27 000 余名 20 岁及以上的美国成人的数据，经研究表明，这些营养成分如果是从食物中摄入的，与死亡风险降低相关，而如果是通过膳食补充剂补充的，并不能降低死亡风险。

尤其对于那些食物来源营养摄入量偏低的人群，膳食补充剂并没有降低他们的死亡风险。也就是说，膳食补充剂产品不能代替普通食物或作为膳食。

服用过量、错误或劣质的膳食补充剂，反而对健康不利，还会增加很多疾病的患病风险。所以认真合理地搭配每一餐，才是健康的基石。

很多时候，长寿不是一个医学问题，而是一个生活方式的问题，答案藏在您的饮食、睡眠、运动、心态等日常生活中。

换句话说：长寿没有秘方，更多的是日积月累的健康生活习惯使然。

第二课 正确认识保健品的功效

一、鱼油

老人们在聚会时，经常会聊到孩子们给买了鱼油做保健品，但又不清楚它的好处到底有哪些，下面就来说一说。

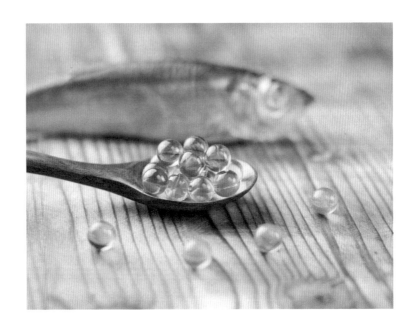

鱼油是深海鱼油的简称，属于保健品，主要有效成分是DHA（二十二碳六烯酸）和EPA（二十碳五烯酸）的ω-3脂肪酸，因为可能含有汞，儿童、孕妇及哺乳期妇女禁用鱼油。

有研究表明每周吃2～3次非油炸的海鱼有利于预防心脑血管疾病、老年认知退化，也有利于保障胎儿、婴儿的智力发育。

DHA 和 EPA 还有提高视力、保护视网膜健康的功效。如果有些地区的人日常吃不到鱼，或素食主义者不吃鱼，或某些疾病状态下，遵循专业人士的建议适当补点儿鱼油，还是有意义的。

一般建议老年人每周多吃一些鱼类，每周吃鱼的量应该比吃红肉的量更多。如果没有条件做到每周吃两次鱼，那就可以考虑吃鱼油或者含 DHA 和 EPA 的 ω-3 系脂肪酸补充剂。因为 ω-3 脂肪酸可以有效降低血液中脂肪的含量，清除血管中的有害脂质，具有调节血脂、降低血液黏稠度等好处。此外，ω-3 脂肪酸还具有抗炎的作用，可以缓解动脉血管损伤引起的炎症，降低血栓风险。

ω-3 脂肪酸的主要来源：鲭鱼、鲱鱼、三文鱼、金枪鱼、葵花子、芝麻以及鱼油。

鱼油补充剂的摄入剂量：鱼油的量一般来说是一天 2 克以内，但要是超过 4 克，一定要遵医嘱，可能会伴有一些不良的反应。

二、蜂胶

蜂胶是蜂巢里隐藏的宝藏，它是意大利蜜蜂或无刺蜂的工蜂在采集树木表面的树脂或分泌物的同时，将其与自身上颚腺和蜡腺分泌物充分混合加工，而形成的一种不规则、不透明且具有芳香味的纯天然褐色胶状固体物质。自从 20 世纪初开始研究蜂胶的化学成分以来，已经发现 300 多种具有生物活性的化合物。动物实验研究发现，蜂胶具有广泛的抗炎、防腐、抗氧化、抗细菌、抗真菌、抗溃疡、免疫调节特性。但是，人吃了能起到特别有效作用的证据还是很欠缺的，临床试验基本只有中国、伊朗等国家在做。

很多人会问，蜂胶含激素吗？

不需要担心蜂胶有雌激素。常见的蜂产

品如果本身没有造假，一般就不需要担心其中有对人可以直接起作用的激素样成分。可能蜂王浆对于蜜蜂本身，会有激素类的作用，但是并非人吃了之后也会有这样的效果。

那么，蜂胶值得吃吗？

按照国内的法规来说，凡是在国家市场监督管理总局保健食品目录中有的蜂胶食品，都是正规的产品。商家在销售宣传时按照国家法规宣传功效是可以的，但不能说它能够治病，也不能说它能够预防很多疾病。

作为普通人，如果看了宣传实在心动，特别想吃就吃点儿。但是易过敏的朋友要小心，其中可能含有多种过敏原。

三、海参

海参又称刺参、海黄瓜，是一种生活在海洋中的软体动物，《本草纲目拾遗》中记载："海参味甘咸，补肾，益精髓，其性温补，足敌人参，故名海参。"

人们赋予海参很高的期望值，认为它是绝佳的药食同源的好东西，具有多种功效，能抗血栓、延缓衰老、强身健骨，最重要的是能够抗癌。其实，从营养的角度看，海参不过是一种蛋白质量不太好的高蛋白、低脂肪、低胆固醇食物。事实上，从蛋白质生物价值评分来看，海参与鱼虾类食物比较，并没有特殊的营养价值。

有很多食物可以替代海参。鸡蛋蛋白质比海参蛋白质好，香菇多糖比海参多糖含量高，大豆中的皂苷、猪肉中的铁、鲫鱼和泥鳅所含的钙都不比海参差，甚至高出很多。

很多老年人为了预防肿瘤而吃海参，是因为海参中含有的黏多糖，有对抗心血管疾病的形成、抑制栓塞形成以及抗炎的辅助作用。在体外实验中，海参对一些促癌物质的发生发展有阻断、抑制作用，但体内实验效果如何目前还不清楚。所以，不能单靠通过食用某一类或某种食物来达到防癌的目的。老年人可以在饮食均衡的基础上适当多摄入一些功能性较强的食品，同时也不能放松对身体的监管。

四、钙片

一些研究认为人到 50 岁以后骨折风险增加，在女性绝经期前后或已经诊断为严重的骨质疏松症时，才需要重视补钙。其实，从 50 岁后开始补钙，或称为老年性补钙，为时不早。补钙是个长期的过程，呈累积效应，短期补钙的疗效常不明显。

大家首先要注意，不可盲目过量补钙。

我国对钙摄入的推荐量有明确范围，18 至 50 岁居民，每日钙摄入推荐量为 800 毫克；50 岁以上人群，推荐量为 1 000 毫克；既往明确诊断有骨质疏松或有骨折病史的人

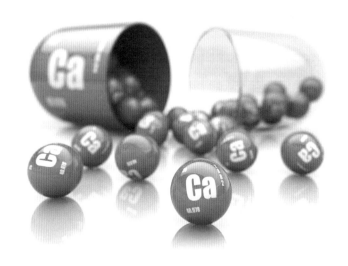

群，推荐量可以提高至 1 200 ~ 1 500 毫克，但是最高也不应超过 2 000 毫克。对于一些患有高钙血症及其他特殊情况的人群，更不可盲目补钙。

其次要注意，钙片是少量多次吃的，不要一次性服用。

一次服用大量钙片，会降低钙的利用效率。有研究表明，一次 500 毫克以上的钙即可能降低利用率。建议选用一粒含量少一点的钙片，分两三次服用，每次 200 毫克最好，不易产生副作用，利用率也会更高一些。

最后要注意，缺钙时同时补充维生素 D 更关键。

鉴于骨骼健康并不仅仅由钙和维生素 D 两个因素决定，因此，应当综合考虑各种因素的作用，补上短板，而不是一味大量补钙。

1. 如果消化吸收能力差而影响钙的利用，应当治疗胃肠疾病，同时可考虑增加益生菌。

2. 如果是钾、镁不足，应当增加蔬果、豆类和豆制品。

3. 如果是维生素 K 不足，应当增加深绿色叶菜和豆制品。

4. 如果是雌激素水平过低，可以考虑适当补充雌激素或增加大豆食物。

5. 如果是运动不足，应当增加室外活动。

6. 如果确实钙摄入不足，应当增加奶类、豆制品和绿叶菜。

五、复合维生素片

有的老年人日常饮食不均衡，并且随着年龄增加身体对维生素的吸收利用能力变差，但与此同时对维生素需要量却并不少。所以，这类人群考虑到慢性疾病的预防，可进行保健性的维生素补充，来提高自身的抗衰老（抗氧化）能力。

要注意的是，如果有的老年人长期超量服用维生素制剂，身体轻则受损，重则中

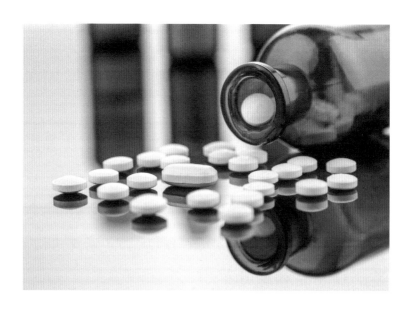

毒。就好比给花朵施肥，如果没把握好种类和剂量，植物也会受损或枯萎。

缺什么才要补什么，适量有益，过犹不及。例如，维生素 A、维生素 D、维生素 E 属于脂溶性维生素，会在体内蓄积，过量补充，会致肌肉骨骼疼痛、呕吐、嗜睡、内分泌紊乱、诱发血栓等不良后果；即使是水溶性的维生素 C、B 族维生素，过量服用也可导致结石、神经感觉异常、头痛、心悸等不良后果。所以，无论哪种人群，想要补充维生素制剂，都需要营养医生根据就诊者的饮食生活习惯以及健康状况来进行针对性的指导，有条件的人群应该做维生素检测以确认体内维生素水平的情况。

另外，有研究表明，服用复合型维生素要比多种单一型维生素混合在一起吃更有效，也更安全。所以，如果需要补充维生素，推荐复合型的维生素。至于补充时间，可以在饭后半个小时服用，这时胃肠道的耐受性较好。最好不要空腹吃，以免引起胃灼热（烧心）、胃食管反流等不适。

六、植物黄酮类营养剂

关于蛋白质与免疫的关系，估计大家都已经很熟悉了。但在构筑免疫的世界里，其他元素也很重要。尤其是过去多被称为"非营养素"生物活性成分，我们称为"植物化学物"，这类物质虽然不是机体生长发育的必需营养物质，但对维护人体健康、调节生理功能和预防疾病发挥着重要的作用。这类活性成分已成为现代营养学的一个热点问题。

总体来说，植物化学物包括多酚、类胡萝卜素、有机硫化物及植物固醇等，还有一些膳食摄入量较高且具有一定生物活性的化学物，如姜黄素、辣椒素、叶绿素等。

多酚类（包括黄酮类）化合物主要存在于绿茶、各种有色水果及蔬菜、大豆、药食两用植物等。

中国营养学会颁布了《中国居民膳食指南（2022）》，更好地指导我国居民健康饮食，其中包括老年人的饮食。新版指南仍然建议适当增加蔬菜、水果、大豆及其制品的摄入。中国营养学会推荐：餐餐有蔬菜，保证每天摄入 300～500 克蔬菜，深色蔬菜应占 1/2；天天吃水果，保证每天摄入 200～350 克（果汁不能代替鲜果）。深色蔬菜，是植物化学物含量丰富的食物。

附录

四季食谱参考

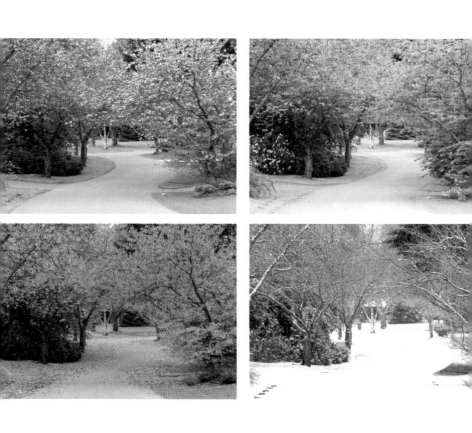

餐次	一	二	三	四	五	六
早餐	牛奶(200ml) 素菜包子(面粉50g, 小白菜75g, 香菇30g, 豆干30g) 蒸蛋羹(鸡蛋50g) 炝拌莴笋丝(青笋100g)	牛奶(200ml) 麦胚面包(面粉75g) 茶叶蛋(鸡蛋50g) 炝拌水萝卜丝(水萝卜50g, 黄瓜25g)	脱脂牛奶(200ml) 菜团子(玉米面25g, 面粉25g, 白萝卜75g, 香菇25g) 煮鸡蛋(鸡蛋50g) 炝拌藕片(藕片75g, 胡萝卜25g)	豆浆(300ml) 素菜包子(面粉50g, 荠菜100g, 香菇25g) 蒸蛋羹(鸡蛋50g) 海带丝(海带丝75g, 胡萝卜20g, 香菜5g)	牛奶(200ml) 麦胚面包(面粉75g) 煮鸡蛋(鸡蛋50g) 拌金针菇(金针菇50g, 香菜5g) 蓑衣黄瓜(黄瓜75g)	豆浆(300ml) 小窝头(玉米面15g, 面粉35g) 香椿鸡蛋(香椿50g, 鸡蛋50g) 炝拌冬瓜条(冬瓜50g, 香菜10g)
加餐	香梨100g	芒果100g	菠萝100g	樱桃100g	枇杷100g	苹果100g

续表

餐次	一	二	三	四	五	六
午餐	西红柿牛腩(西红柿100g,牛肉75g) 春笋小炒肉(春笋150g,瘦肉50g) 紫米面发糕(紫米面20g,面粉30g) 米饭(大米50g)	酿柿椒(瘦肉75g,柿子椒50g) 清炒莴苣叶(莴苣叶200g) 二米饭(大米35g,小米15g) 金银卷(面粉35g,玉米面15g)	蒸蛋饺(鸡蛋25g,瘦肉75g) 手撕包心菜(包心菜200g) 米饭(大米50g) 紫米馒头(紫米面15g,面粉10g)	清蒸鲈鱼(鲈鱼100g,葱丝25g) 焙炒西蓝花(西蓝花150g,草菇50g) 二米饭(大米20g,小米30g) 小窝头(玉米面10g,面粉20g)	虾球彩椒豌豆(海虾100g,彩椒25g,豌豆10g) 炒蒜薹香菇(香菇50g,蒜薹100g) 高粱米饭(大米35g,高粱米15g) 小馒头(面粉25g)	茶树菇烧肉(茶树菇75g,猪肉50g) 蚝油生菜(生菜200g) 糙米饭(糙米15g,大米35g) 小枣发糕(小枣15g,面粉25g)

餐次	一	二	三	四	五	六
午餐	小白菜粉丝汤（小白菜 15g，粉丝 2g）	盖菜花蛤豆腐汤（花蛤 25g，豆腐 50g，盖菜 10g）	木须汤（豆腐 10g，黄花 5g，木耳 5g）	西红柿蛋花汤（西红柿 15g，鸡蛋 10g）	菠菜豆腐汤（菠菜 15g，豆腐 20g）	肉丸冬瓜汤（瘦肉 25g，冬瓜 20g，香菜 2g）
加餐	火龙果 100g	蓝莓 100g	木瓜 100g	猕猴桃 100g	圣女果 100g	菠萝 100g
晚餐	三鲜水饺（面粉 50g，香菇 20g，海虾 35g，瘦肉 35g）	蒜蓉开背虾（大虾 100g，大蒜 25g）西芹百合（西芹 75g，百合 35g）	小馄饨（面粉 50g，瘦肉 50g，大葱 10g）	清炖牛肉萝卜（牛肉 75g，萝卜 100g，香菜 5g）白灼芦笋（芦笋 200g）	肉丝榨菜面（肉丝 50g，面粉 50g，小白菜 25g，榨菜 5g）	彩椒牛柳（牛肉 75g，彩椒 50g）木耳拌洋葱（木耳 75g，洋葱 25g）

续表

餐次	一	二	三	四	五	六
晚餐	炝拌黄瓜金针菇(黄瓜25g,金针菇50g) 荷兰豆木耳(荷兰豆75g,木耳25g) 蒸山药(山药50g) 银耳莲子羹(银耳3g,莲子2g)	蒸南瓜(南瓜50g) 米饭(大米50g) 瓜片蛋花汤(黄瓜10g,鸡蛋15g)	豌豆胡萝卜豆干(豌豆50g,豆干20g,胡萝卜50g) 韭菜豆芽(韭菜100g,豆芽100g) 烤红薯(红薯50g)	蒸芋头(芋头50g) 米饭(大米50g)	时蔬菜卷(豆皮40g,胡萝卜30g,木耳20g,芹菜20g) 草菇油菜(草菇25g,油菜150g) 焯拌豌豆苗(豆苗100g) 蒸红薯(红薯50g)	蒸南瓜(南瓜50g) 米饭(大米50g) 玉米渣粥(玉米渣10g)

续表

餐次	一	二	三	四	五	六
加餐	酸奶 100ml + 坚果 15g	酸奶 100ml + 坚果 15g	酸奶 100ml + 坚果 15g	牛奶 250ml + 坚果 15g	酸奶 100ml + 坚果 15g	牛奶 250ml + 坚果 15g
	能量：1 712kcal；蛋白质：91g	能量：1 711kcal；蛋白质：89g	能量：1 703kcal；蛋白质：92g	能量：1 660kcal；蛋白质：87g	能量：1 750kcal；蛋白质：92g	能量：1 735kcal；蛋白质：84.2g
备注	春季：1. 食物品种丰富，主食粗细搭配，摄入足够量的动物性食物及大豆制品以保证充足的蛋白质；2. 选择时令的春季蔬菜水果。					

餐次	一	二	三	四	五	六
早餐	牛奶(200ml) 五香蛋(鸡蛋50g) 全麦面包片(全麦粉50g) 洋葱胡萝卜木耳(洋葱50g,胡萝卜25g,木耳50g)	牛奶(200ml) 茶蛋(鸡蛋50g) 紫米小馒头(紫米面粉25g,面粉25g) 焯拌豇豆(豇豆100g)	豆浆(豆浆300ml) 卤鸡蛋(鸡蛋50g) 香葱小花卷(面粉50g,香葱5g) 热拌金针菇菠菜花生(金针菇25g,菠菜75g,花生15g)	牛奶(200ml) 小鹌鹑蛋(鹌鹑蛋50g) 烤面包片(面粉50g) 西芹白干(西芹75g,白干25g)	豆浆(豆浆300ml) 五香蛋(鸡蛋50g) 菜团子(玉米面25g,面粉25g) 小白菜50g,虾皮5g,香菇5g 热拌海带青笋胡萝卜丝(海带10g,胡萝卜25g,青笋50g)	牛奶(200ml) 香葱蒸水蛋(鸡蛋50g) 五香发面饼(面粉50g) 白菜心彩椒豆腐丝(大白菜50g,彩椒25g,豆腐丝25g)

续表

餐次	一	二	三	四	五	六
加餐	木瓜 100g	草莓 100g	小黄瓜 100g	山竹 100g	香瓜 100g	荔枝 50g
午餐	煎牛柳配乌梅汁(牛肉 100g, 柿子椒 50g)、大拌菜(生菜 50g、黄瓜 50g、紫甘蓝 50g、苦瓜 50g)、炝拌心里美萝卜条(萝卜 100g)、杂粮饭(大米 50g、小米 25g)	什锦豆腐(瘦肉 75g, 香菇 5g, 冬笋 50g, 海米 5g, 豆腐 50g)、扒菜胆(菜心 200g)、酸辣汤(豆腐 25g, 木耳 2g, 黄花 1g)、杂粮饭(大米 50g、糙米 25g)	豉汁蒸鲈鱼(鲈鱼 150g, 葱丝 25g)、蒜蓉丝瓜(丝瓜 200g)、海带棒骨汤(海带 10g, 棒骨 50g)、杂粮饭(大米 50g、高粱米 25g)	三杯鸡(鸡腿肉 100g, 柿子椒 50g)、清炒苋菜(苋菜 200g)、海带汤(海带 10g, 棒骨 50g)、杂粮饭(大米 50g、高粱米 25g)	蒸肉饼(瘦肉 100g, 猪肉 75g, 冬笋 25g, 口蘑 25g)、蒜蓉空心菜(空心菜 200g)、菌菇鸡汤(金针菇 25g, 杏鲍菇 25g, 母鸡 50g)	薏米香菇炖土鸡(土鸡 100g, 香菇 25g, 薏米 10g)、蒜蓉鸡毛菜(鸡毛菜 200g)、白萝卜丝鲫鱼汤(白萝卜 50g, 鲫鱼 50g)

续表

餐次	一	二	三	四	五	六
午餐	西红柿紫菜豆腐汤（西红柿50g，紫菜2g，豆腐25g）杂粮饭（大米50g，紫米25g）				杂粮饭（大米50g，玉米渣25g）	杂粮饭（大米50g，紫米15g）
加餐	酸奶100ml + 坚果15g	酸奶100ml + 坚果15g	芒果100g	草莓100g	白兰瓜100g	西瓜100g

148

续表

餐次	一	二	三	四	五	六
晚餐	虾仁毛豆茭白丁(海虾100g,毛豆50g,茭白50g) 上汤娃娃菜(娃娃菜150g) 菜粥(大米25g,小白菜25g) 红薯(红薯200g)	手撕鸡(鸡胸肉75g,黄瓜100g,茭白50g) 薏米莲子绿豆沙(莲子5g,绿豆15g,薏米10g) 菜团子(玉米面25g,面粉25g,小白菜50g,香菇5g,虾皮5g)	小碗牛肉青皮萝卜(牛肉75g,青皮萝卜100g) 蒜蓉油麦菜(油麦菜200g) 小米粥(小米25g) 蒸老玉米(玉米200g)	肉片苦瓜青椒(瘦猪肉75g,苦瓜50g,柿子椒25g) 瑶柱冬瓜(干贝5g,冬瓜200g) 紫米粥(紫米10g,大米15g) 玉米黄面饼(玉米面25g,面粉25g)	酱牛肉拼盘(牛肉100g,西蓝花50g,西红柿50g) 焙炒核桃仁豌豆尖(豌豆尖200g,核桃仁15g) 大米绿豆粥(大米15g,绿豆10g)	三文鱼(三文鱼75g) 上汤金针菇菠菜(金针菇25g,菠菜150g) 西红柿疙瘩汤(西红柿50g,面粉25g) 蒸老玉米(玉米200g)

续表

餐次	一	二	三	四	五	六
晚餐					紫米发糕（紫米面25g,面粉25g）	
加餐	桃100g	西瓜100g	牛奶250ml	酸奶100ml+坚果15g	牛奶250ml	酸奶100ml+坚果15g
备注	能量:1716kcal; 蛋白质:84g	能量:1682kcal; 蛋白质:86g	能量:1673kcal; 蛋白质:91g	能量:1661kcal; 蛋白质:83.5g	能量:1656kcal; 蛋白质:82.5g	能量:1658kcal; 蛋白质:88g

夏季:1.食物品种丰富,主食粗细搭配,摄入足够量的动物性食物及大豆制品以保证充足的蛋白质;2.选择时令的夏季蔬菜水果。3.可适当选择爽口的凉菜及绿豆、苦瓜、西瓜等清爽解腻的食物。

餐次	一	二	三	四	五	六
早餐	牛奶（200ml） 五香蛋（鸡蛋50g） 紫米发糕（紫米面25g，面粉25g） 卤制食品（白干25g，心里美萝卜100g）	牛奶（200ml） 卤鸡蛋（鸡蛋50g） 全麦面包片（全麦面粉50g） 洋葱彩椒秋葵（洋葱50g，秋葵50g，彩椒25g）	牛奶（200ml） 蒸蛋羹（鸡蛋50g） 玉米面花卷（面粉25g，玉米面25g） 凉拌木耳（木耳75g，香葱25g）	豆浆（300ml） 煮鸡蛋（鸡蛋50g） 小花卷（面粉50g） 麻酱油麦菜（油麦菜100g，麻酱15g）	牛奶（200ml） 蒸蛋羹（鸡蛋50g） 玉米饼（玉米面15g，米面15g，面粉35g） 彩椒拌藕丁（莲藕100g，彩椒25g）	牛奶（200ml） 煮鸡蛋（鸡蛋50g） 小枣发糕（面粉50g，小枣10g） 椒油土豆丝（土豆75g，柿子椒25g）
加餐	红提100g	橘子100g	苹果100g	橘子100g	葡萄100g	苹果100g

151

续表

餐次	一	二	三	四	五	六
午餐	三鲜水饺(虾75g,香菇10g,小白菜100g,面粉75g) 洋葱拌木耳(洋葱50g,木耳50g) 蒜蓉油麦菜(蒜蓉油麦菜,油麦菜又称苣荬菜200g) 水饺汤	什锦砂锅(瘦肉75g,香菇5g,冬笋25g,海米5g,豆腐50g) 上汤(去油)粗粮菜(盖碎盖菜200g) 蒸南瓜(南瓜100g) 米饭(大米75g) 五谷豆浆(300ml)	葱爆海参(海参75g,胡萝卜25g,大葱25g) 蒜蓉菜心(菜心200g)粗粮饭(大米35g,玉米渣15g) 小枣发糕(面粉40g,小枣10g) 海米冬瓜汤(冬瓜25g,海米5g)	虾球烩芦笋(虾仁100g,芦笋100g) 清炒冬瓜(冬瓜200g,香菜10g) 米饭(大米50g) 玉米饼(玉米面15g,面粉10g) 丸子竹荪汤(猪肉15g,竹荪10g,油菜10g)	豉汁蒸鲍贝(鲍贝150g) 栗子白菜(栗子15g,白菜200g) 糙米饭(大米35g,糙米15g) 馒头(面粉50g) 肉丝苋菜汤(肉10g,苋菜25g)	清炖排骨海带(肋排100g,海带50g) 香菇扁豆丁(香菇50g,扁豆100g) 二米饭(大米35g,小米15g) 小窝头(玉米面30g,面粉20g)

续表

餐次	一	二	三	四	五	六
加餐	石榴100g	火龙果100g	梨100g	冬枣100g	柚子100g	猕猴桃100g
晚餐	肉片彩椒荷兰豆(瘦猪肉75g,荷兰豆50g,柚子椒50g)；扒菜胆(菜心200g)；竹笋猪骨汤(竹笋25g,棒骨100g),去油	冬瓜薏米鸭肉煲(鸭胸肉75g,冬瓜100g,薏米25g)；虾皮小白菜(小白菜200g,虾皮5g)；菜粥(油菜25g,大米25g)	香菇蒸鸡(鸡胸肉50g,香菇25g,冬笋50g)；瑶柱西葫芦(瑶柱25g,西葫芦200g)；煮玉米(玉米50g)；米饭(大米50g)	牛柳西芹白果(牛肉75g,西芹100g白果15g)；蒜蓉空心菜(空心菜200g)；蒸南瓜(南瓜50g)；米饭(大米50g)	包子(瘦肉50g,豆腐干25g,白菜50g,面粉50g)；手撕包菜(圆白菜150g)；苦瓜木耳(苦瓜50g,木耳100g)	清汤墨鱼丸(墨鱼丸75g,菠菜50g)；海米萝卜丝(萝卜50g)；蒸芋头(芋头50g)；米饭(大米50g)

续表

餐次	一	二	三	四	五	六
晚餐	米饭(糙米15g,大米50g)	胡萝卜发糕(胡萝卜25g,面粉40g)	花蛤豆腐汤(花蛤20g,豆腐50g,香菜5g)	红枣小米粥(小米10g,红枣10g)	玉米渣粥(玉米渣10g)	
加餐	酸奶100ml+坚果15g	酸奶100ml+坚果15g	酸奶100ml+坚果15g	牛奶250ml	酸奶100ml+坚果15g	酸奶100ml+坚果15g
备注	能量:1638kcal;蛋白质:83g	能量:1670kcal;蛋白质:84.5g	能量:1700kcal;蛋白质:92g	能量:1646kcal;蛋白质:87g	能量:1678kcal;蛋白质:87g	能量:1758kcal;蛋白质:81.7g

秋季:1.食物品种丰富,主食粗细搭配,摄入足够量的动物性食物及大豆制品以保证充足的蛋白质;2.选择时令的秋季蔬菜水果。

餐次	一	二	三	四	五	六
早餐	牛奶（200ml） 卤鸡蛋（鸡蛋50g） 燕麦面包（燕麦15g，面粉35g） 黄瓜豆腐丝（豆腐丝25g，黄瓜75g）	牛奶（200ml） 香葱蒸水蛋（鸡蛋50g） 烤面包片（面粉50g） 热拌海带黄瓜（海带25g，黄瓜75g）	牛奶（200ml） 茶蛋（鸡蛋50g） 香葱小花卷（面粉50g，香葱5g） 爽口青笋条（青笋50g，白干50g）	牛奶（200ml） 五香蛋（鸡蛋50g） 虾皮面菜包（面粉50g，小白菜50g，豆干25g，虾皮5g，香菇5g） 拌心里美萝卜（心里美萝卜100g）	牛奶（200ml） 鹌鹑蛋（鹌鹑蛋50g） 全麦面包片（全麦面粉50g） 芹菜百合（芹菜100g，百合25g）	豆浆（300ml） 香葱蒸水蛋（鸡蛋50g） 菜团子（玉米面25g，面粉25g，小白菜50g，虾皮5g，香菇5g） 热拌金针菇（金针菇50g，黄瓜50g，花生15g）

155

续表

餐次	一	二	三	四	五	六
加餐	橙子100g	桂圆50g	哈密瓜100g	火龙果100g	猕猴桃100g	芦柑100g
午餐	涮羊肉（羊肉50g，麻酱5g）什锦蔬菜拼盘（豌豆尖75g，生菜75g，豆腐50g，鲜蘑50g，魔芋50g，红薯50g）荞麦面（100g）	蒸肉饼（瘦肉75g，芋25g，口蘑25g）蒜蓉奶白菜（奶白菜200g）萝卜丝汤（白萝卜50g，鲫鱼50g）杂粮饭（大米50g，紫米25g）	鸭块烧魔芋（老鸭100g，魔芋75g）烩炒豌豆尖（豌豆尖200g）菌菇汤（金针菇15g，杏鲍菇25g）杂粮饭（大米100g）	清蒸桂鱼（桂鱼，又称鳜鱼，100g）榄菜四季豆（肉末10g，橄榄菜15g，四季豆100g）海带棒骨汤（海带10g猪骨100g）去油，无肉	什锦砂锅（瘦肉丸子75g，香菇50g，大白菜75g，豆腐50g，魔芋50g，芋粉50g）西红柿菜花（西红柿75g，菜花100g）	盐水虾（虾125g）素烩香菇冬瓜（香菇25g，冬瓜200g）酸辣汤（豆腐25g，木耳1g，黄花1g）杂粮饭（大米50g，高粱米25g）

续表

餐次	一	二	三	四	五	六
午餐				杂粮饭(大米50g,糙米25g)	杂粮饭(大米50g,小米25g)	
加餐	香梨100g	柚子100g	苹果100g	白兰瓜100g	鸭梨100g	蓝莓100g
晚餐	丸子冬瓜(猪肉50g,冬瓜50g,西红柿50g)、海米油菜(油菜200g,海米5g)、菜粥(大米25g,小白菜25g)	鸡肉小馄饨(鸡胸肉50g,面粉50g,香葱10g)、虾末豆花(豆腐脑250g,虾仁20g)	虾球西蓝花(海虾100g,西蓝花75g)、上汤娃娃菜(娃娃菜200g)、紫米粥(紫米5g,大米15g)	排骨烧芋头(肋排50g,芋头75g)、彩椒荷兰豆(彩椒25g,荷兰豆150g)、小米粥(小米15g)	冬笋烧肉(瘦肉75g,冬笋75g,香菇50g)、手撕包菜(圆白菜200g)、紫米粥(紫米10g,大米15g)	西红柿牛腩(牛肉75g,西红柿100g)、蒜蓉芥蓝(芥蓝200g)、薏米粥(薏米10g,大米15g)

续表

餐次	一	二	三	四	五	六
晚餐	金银卷(面粉25g, 玉米面25g)	热拌菠菜金针菇(菠菜150g, 金针菇50g) 蒸老玉米(老玉米200g)	蒸红薯(红薯200g)	玉米饼(玉米25g, 面粉10g)	蒸老玉米(老玉米200g)	发面饼(面粉50g)
加餐	酸奶100ml+坚果15g 能量:1633kcal; 蛋白质:84g	酸奶100ml+坚果15g 能量:1680kcal; 蛋白质:83.5g	酸奶100ml+坚果15g 能量:1679kcal; 蛋白质:80.5g	酸奶100ml+坚果15g 能量:1673kcal; 蛋白质:91g	酸奶100ml+坚果15g 能量:1666kcal; 蛋白质:81.5g	牛奶250ml 能量:1636kcal; 蛋白质:88g
备注	冬季:1. 食物品种丰富，主食粗细搭配，摄入足够量的动物性食物及大豆制品以保证充足的蛋白质;2. 选择时令的冬季蔬菜水果。3. 可适当选择羊肉、老鸭等滋补类菜品。					

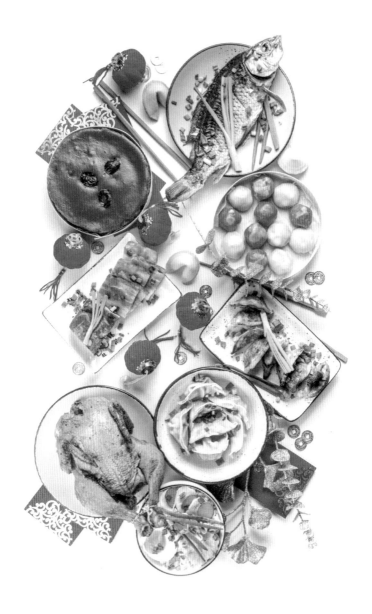